일지 자연치유 건강법 3

一指 면역증강 운동법
면역력이 답이다

면역력이 답이다

1판 1쇄 인쇄 2015년(단기 4348년) 7월 20일
1판 1쇄 발행 2015년(단기 4348년) 7월 28일

지은이 · 이승헌
펴낸이 · 심정숙
펴낸곳 · (주)한문화멀티미디어
등록 · 1990. 11. 28. 제 21-209호
주소 · 서울시 강남구 봉은사로 317 논현빌딩 6층 (135-833)
전화 · 영업부 2016-3500 편집부 2016-3526 팩스 2016-3541
http://www.hanmunhwa.com

편집 · 이미향 강정화 최연실 진정근
디자인 제작 · 이정희 목수정
마케팅 · 강윤정 권은주 | 홍보 · 박진양 조애리
영업 · 윤정호 조동희 | 물류 · 박경수

만든 사람들
기획 총괄 · 고훈경 | 책임 편집 · 방은진 | 디자인 · 이정희 | 일러스트레이션 · 류주영

ⓒ 이승헌, 2015
ISBN 978-89-5699-278-5 13690

잘못된 책은 본사나 서점에서 바꾸어 드립니다. 저자와의 협의에 따라 인지를 생략합니다.
본사의 허락 없이 임의로 내용의 일부를 인용하거나 전재, 복사하는 행위를 금합니다.

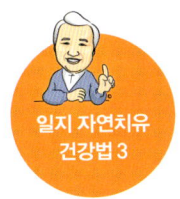

일지 자연치유
건강법 3

一指 면역증강 운동법

면역력이 답이다

이승헌 지음

한문화

차 례

머리말 결국은 면역력이 답이다   6

1. 면역, 몸이 알아서 하니까 난 몰라도 된다?

몸의 메시지를 해독하는 감각   12

'나'와 '나 아닌 것'을 구분하는 기능   14

면역계의 본질은 균형   16

스트레스가 정신의 면역력을 키운다   18

스스로 막아내고 치유하는 힘의 3요소   20

    체온을 느껴라   20

    호흡을 조절하라   24

    마음으로 관찰하라   26

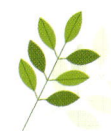

2. 면역력을 키우는 최강 요법

장 건강이 면역력을 좌우한다　30
　　면역세포의 70퍼센트가 모여 있는 장　30
　　행복하려면 장 건강부터 챙겨야　32
　　장 건강을 바로잡는 식생활　34
　　장을 건강하게 하는 '장운동'　36

면역증강 '솔라바디 체조'　38
　　왜 면역증강 체조인가?　38

솔라바디 체조, 시작!　44
　　단전치기 44　단전허리치기 46　대추혈치기 50
　　양팔젓기 54　접시돌리기 58　온몸털기 64　천지인 숨쉬기 66

3. 자연면역, 자연치유

스트레스의 반대말은 웃음　72

면역력과 자연치유력의 귀착점, 명상　74

책의 오른쪽 페이지 모퉁이를 잡고 책 전체 페이지를 주르륵 넘기면
솔라바디 체조 동작이 움직이듯 이어집니다.

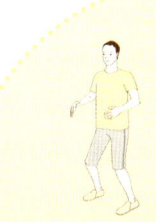

머리말

결국은 면역력이 답이다

이젠 다행히 지난 일이 된 메르스 사태가 우리에게 남기고 간 가장 뚜렷한 메시지는 '면역'이다. 예방 백신도 치료약도 없는 메르스와 갑작스럽게 맞닥뜨린 대한민국은 불안과 공포로 얼어붙었다. 확진자 186명을 기록한 이후 메르스는 가까스로 수그러들었지만, 세계보건기구가 지정한 전염병 목록만 해도 40여 종에 이르니 앞으로 또 어떤 감염 위험이 덮칠지 모른다는 불안은 여전하다. 더구나 급속한 기후 변화로 인해 감염성 질병이 더 확산되리라는 우려까지 더해지고 있다.

국제간 교류가 개방된 지구촌에서 안전하게 감염을 차단할 방법을 찾지 못한다면 결국 면역력이 유일한 해법일 수밖에 없다. 감염이라는 극한 상황은 물론이거니와 평소의 건강을 지키기 위해서도 면역력 강화는 꼭 필요하다.

뉴질랜드에 머물 때 메르스 때문에 대한민국이 온통 공포에 휩싸였다는 소식을 듣고 내가 지금 꼭 해야 할 일이 무엇일까 생각했다. 올해 초에 마침 《자연치유력의 비밀, 솔라바디》라는 책을 냈는데, 그 책에서 소개한 '솔라바디 5·5·5 운동'이 널리 알려질 수 있도록 하자는 생각을 먼저 했고, 이어서 '일지 면역증강 운동법'으로 '솔라바디 체조'를 구상했다.

솔라바디란 생명의 원천인 태양처럼 몸과 마음이 본래대로 밝고 건강하여

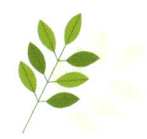

행복한 창조를 이루는 사람을 뜻한다. 체조, 호흡, 명상의 핵심을 아우른 '일지 면역증강 운동법'의 원리와 목적은 모두 솔라바디와 연결된다. 본래의 밝음을 회복하는 과정은 내 안에 있는 치유의 힘을 살리는 것과 본질적으로 다르지 않기 때문이다.

간단해 보이는 솔라바디 체조에는 동작마다 숨은 효과가 포진해 있다. 솔라바디 체조의 핵심 포인트는 '이완'이다. 체조 동작을 할 때 몸이 긴장하지 않도록 힘을 빼고 하는 것이 중요하다. 이완은 면역계가 활발하게 작용하는 데 필수적인 요건이다.

  무엇보다 중요한 것은 매일 잠깐씩이라도 꾸준히 하는 것이다. 운동이라고 생각하지 말고, 밥 먹고 씻고 잠자듯이 당연한 일상이 되게 하면 보험보다 든든한 자산을 얻는 셈이다. 지금부터 매일 조금씩의 시간을 내지 않으면 나중에 이보다 훨씬 더 많은 시간을 질병의 고통에서 벗어나는 데 써야 할지도 모른다.

이밖에 면역계는 어떻게 작용하고, 면역력에 관여하는 궁극적인 요인은 무엇인지를 간명하게 담았다. 장 건강을 돕는 장운동을 소개하고, 솔라바디 체조를 동영상으로 볼 수 있도록 QR코드도 넣어두었다.

나는 이 책을 통해, 또 동영상을 통해 전 국민이 솔라바디 체조를 즐기는 모습을 상상한다. 불로초를 찾아 헤맨 진시황처럼 면역력을 올리는 특단의 방법을 찾아 나설 필요는 없다. 그런 것은 있지도 않거니와, 있다고 해도 잠시 일시적인 효과를 얻을 뿐이다. 어쩌면 면역강화제 같은 약이 나와주기를 바랄 수도 있다. 그러나 면역계는 영양보충제 챙기듯이 면역강화제 한 알로 끝낼 수 있는 세계가 아니다. 정교한 협업으로 면역을 수행하기 위해서 면역계는 민감하게 균형을 유지해야 한다. 균형을 돕는 것이 곧 면역력을 키우는 것이다.

면역은 자연에서 왔다. 자연에서 비롯했으니 자연의 이치대로 하면 된다. 그런데 자연에서 벗어나 본래의 감각을 잃어버린 현대인들에게 이 말은 어불성설이다. 일지 면역증강 운동법은 가장 손쉬운 방법으로 면역력을 높이고 본래의 감각을 회복하도록 돕는 효과적인 건강법이기에 기쁜 마음으로 권한다.

면역체계를 최상으로 유지하는 것이 지금처럼 중요했던 적은 없다. 세계적으로 각종 감염에 대한 우려가 커지고, 현대인들은 면역을 위협하는 유해한 환경에 포위되어 있다. 《자연치유의 비밀, 솔라바디》에서 나는 자연치유력에 대해 이야기했다. 자연치유는 면역을 중심에 품은 개념이다. 자연치유가 조화의 힘이라면 면역은 균형의 힘이라고 할 수 있다.

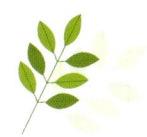

조화와 균형은 우리 몸의 건강뿐 아니라 인류의 행복, 세계의 평화를 위해서도 절대적으로 필요한 힘이다. 자연의 질서에서 온 조화와 균형의 힘을 터득하지 않은 채로 우리가 원하는 건강, 행복, 평화를 실현할 다른 방도는 없다.

먼저 우리 몸에 조화와 균형의 힘이 충분히 작용하도록 해보자. 그러면 한 사람 한 사람의 체험 정보가 모여 이 절대적 힘을 확산시킬 수 있으리라는 희망을 품는다. 메르스 같은 바이러스도 생명체다. 조화와 균형의 힘이 막강해지면 죽음의 바이러스든 인간의 이기적 탐욕이든 그 힘의 섭리 속에서 약화하거나 소멸하게 된다.

   면역력이 내 몸을 살리듯 희망은 우리 사회를 살리는 힘이다. 조화와 균형의 힘으로 건강과 희망을 회복하자.

4348(2015)년 7월

뉴질랜드에서 일지 이승헌

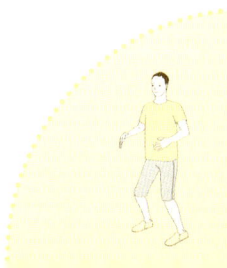

면역이란 기본적으로 '나'와 '나 아닌 것'을 구분하는 기능이다.
'나'를 보호하기 위해 '나 아닌 것'을 물리치는 체계를
우리 몸은 오랜 세월에 걸쳐 정비해왔다.
이 같은 면역체계가 얼마나 안정되게 작용하는가에 따라
건강은 크게 좌우된다.

1

면역, 몸이 알아서 하니까 난 몰라도 된다?

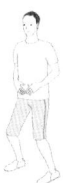

몸의 메시지를 해독하는 감각

광활한 우주가 어떻게 탄생했는지, 우주에 끝이 있는지, 지구처럼 생명체가 사는 별이 어딘가에는 존재하는지 우리는 몹시 궁금하다. 우주는 거시의 세계다. 너무나 크고 넓어서 도무지 정체를 알기 어려운 미지의 세계를 향한 인간의 탐구심은 결코 멈추지 않을 것이다.

탐구심은 인간의 정체성 그 자체이다. 알고자 하는 욕구가 지금의 인류 문명을 이끄는 원동력이 되었다. 그 욕구의 원천은 우리의 뇌다. 알고 싶어 하는 것은 뇌의 본질이라고 할 수 있다. 무언가를 알아내기 위해 뇌는 집중력과 창의력을 발휘한다. 때로는 자기가 속해 있는 몸이 어떻게 되든 아랑곳하지 않고 자신의 욕구를 충족시키기 위해 마구 치닫기도 한다.

몸과 뇌는 한 사람을 구성하는 하나의 시스템이지만, 동일한 시스템이 아닌 협력 시스템이라고 해야 할 것이다. 뇌의 욕구와 몸의 필요가 항상 일치하지는 않기 때문이다. 의욕이나 식욕, 성욕, 중독 같은 뇌의 욕구가 때로는 몸을 망가뜨리기도 한다. 몸의 건강이 뇌와 별개의 일이 될 수 없음에도 말이다.

뇌는 광활한 우주에 엄청난 관심을 쏟지만, 대개의 경우 자신의 몸에는 별 관심이 없어 보인다. 뇌가 그렇게 해도 될 만큼 우리 몸이 탁월하게 받쳐주기 때문이기도 하다. 그러나 묵묵하게 일하던 몸이 말을 할 때가 있다. 몸이 메시지를 보낼 때 우리는 무조건 귀를 쫑긋 세우고 귀를 기울여야 하는데, 대개 우리

는 그렇게 하지 않는다. 몸이 말을 걸어오는 순간을 알지 못하고 무심히 지나치는 경우가 태반이다.

  몸의 말을 알아듣는 연습이 되어 있지 않아서다. 뇌가 몸에 관심을 갖고 주의를 기울이지 않은 탓이라고 할 수도 있다. 뇌는 몸보다 훨씬 뒤에 생긴 기관이니, 아이가 어른의 말을 잘 알아듣지 못하는 것에 비유할 수도 있겠다. 실제로 몸의 체계는 오랜 진화를 통해 안정되게 잡혀 있어서 비교적 신생 체계인 뇌의 예민하고 불안정한 시스템을 든든하게 받쳐주는 보호자 같은 역할을 한다. 물론 뇌와 몸은 하나의 신경계로 연결되어 영향을 주고받기 때문에 긴밀한 협력 관계임에 틀림없다.

  문제는 우리가 몸이 보내는 메시지를 연거푸 놓치면 몸에 질병과 같은 심각한 상황이 벌어진다는 것이다. 이렇게 되기 전에 몸의 메시지를 해독하는 감각을 키워야 한다. 그러기 위해서는 먼저 우리 뇌에 몸의 소리를 들으라는 지시를 스스로 내려야 한다. 몸이 언제나 알아서 하고 있는 일이 무엇인지, 지금 어떤 문제가 생겼는지를 아는 것이 우주에 대한 탐구심보다 자신에게 더 시급하고 중요한 일이니 말이다.

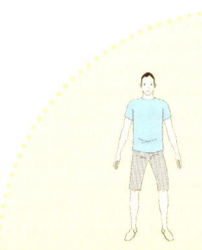

'나'와 '나 아닌 것'을 구분하는 기능

몸이 언제나 알아서 하고 있는 일 가운데 생명과 가장 직접적으로 관련된 기능은 '면역'이다. 면역이란 기본적으로 '나'와 '나 아닌 것'을 구분하는 기능이다. '나'를 보호하기 위해 '나 아닌 것'을 물리치는 체계를 우리 몸은 오랜 세월에 걸쳐 정비해왔다.

이 같은 면역체계가 얼마나 안정되게 작용하는가에 따라 건강은 크게 좌우된다. 면역체계가 평상시에 조용하고도 면밀하게 우리 몸을 보살피는 덕분에 우리는 아무 일도 없는 듯 먹고 싶은 것을 먹고, 가고 싶은 곳에 가면서 지낼 수 있다. 어쩌다 감기에 걸려도 면역계가 열심히 바이러스를 물리치도록 몸을 좀 쉬어주면 다시 거뜬해진다. 또한 암세포가 사실은 날마다 우리 몸에서 만들어지지만 면역계가 이를 부지런히 사멸시키기 때문에 암이 뿌리내리지 못하는 무사한 나날을 보낸다.

그런데 면역이라는 방어 시스템이 약해지면 병원균과 싸울 힘이 떨어져 감기가 폐렴으로 악화되기도 하고, 수시로 만들어지는 암세포를 제때 걸러내지 못해 암을 키우게 되며, 각종 질환을 일으키는 유해한 환경을 조절할 수 없게 된다.

또 어떤 경우에는 이 정밀한 방어 시스템의 정보처리에 오류가 일어나 면역세포가 자기 조직을 적으로 오인하여 공격하는 사태가 발생하기도 한다. 면역체계의 균형이 깨지면서 생기는 이러한 병증을 '자가면역질환'이라고 한다. 통

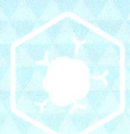

증과 부기, 염증을 수반하는 루푸스나 류머티즘 등이 대표적인 자가면역질환에 속한다.

  더 극단적인 경우로는 태어나서부터 면역계가 제대로 작동하지 않는 선천성 면역결핍증과 에이즈 같은 바이러스 감염에 따른 후천성 면역결핍증이 있다.

면역계는 엔지니어처럼 정밀하고, 운동선수처럼 튼튼하고, 최고의 전문의처럼 스마트하면서도 한편으로는 발레리나처럼 예민하고 위태로워 보인다. 조금만 균형을 잃으면 삐끗할 것 같은 데다가, 자신을 스스로 공격하는 자가면역 상태에 이르기도 하는 걸 보면 영화 '블랙스완'에서 자신을 파괴하면서까지 완벽을 추구하는 검은 백조가 떠오르기도 한다.

  인체의 면역체계는 생명의 세계가 얼마나 치열하고 고된지를 여실히 보여준다. 이 책에서 면역체계와 각각의 면역세포들에 대해 자세히 설명하지는 않는다. 그에 관한 내용은 관련 전문서에 잘 나와 있다. 이 책에서 하고자 하는 것은 면역의 기본틀을 알고, 면역력에 대해 분명한 인식을 갖게 하는 것이다. 면역력은 어떤 때에 약해지고, 어떻게 해야 튼튼해지는지를 우주의 빅뱅만큼 궁금해하면 좋겠다.

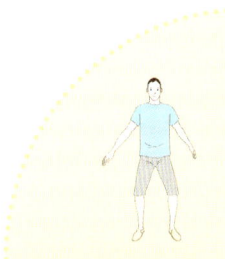

면역계의 본질은 균형

면역계의 본질은 균형이다. 우주는 대칭이 깨지면서 시작됐고, 이후 우주의 역사는 대칭의 질서를 유지하려는 부단한 과정이라고 물리학에서는 설명한다. 흔히 인체를 소우주라고 표현하는데, 인간의 몸 또한 불완전한 대칭 속에서 균형을 이루는 힘에 의해 생명을 유지하는 속성이 우주의 운행 원리 그대로다.

면역계의 균형은 자율신경계의 균형과 긴밀하게 연결되어 있다. 자율신경은 교감신경과 부교감신경으로 이루어진다. 위급한 상황에 대처하는 기능을 담당하는 교감신경은 우리가 사고로 죽지 않도록 도와주고, 휴식과 충전과 치유를 담당하는 부교감신경은 병으로 죽지 않도록 도와준다고 할 수 있다. 교감신경과 부교감신경의 협력 덕분에 인간은 생존과 진화에 성공했다고 할 수 있다.

  교감신경은 위기 상황에 대응하기 위해 우리를 긴장시키고, 부교감신경은 몸을 이완시켜 에너지를 보충하고 독소를 배출하며 손상된 부분을 보수하는 역할을 한다. 그런데 이 두 신경의 협력과 균형이 깨지면 곧바로 건강에 위험 신호가 켜진다.

  교감신경과 부교감신경은 마치 시소처럼 한 쪽이 강해지면 다른 한 쪽은 약해진다. 위기 상황에서 스트레스를 받으면 교감신경이 주도권을 갖고 우리의 몸과 뇌를 조절하게 되고, 부교감신경이 관장하는 기능들은 약해지거나 일시적으로 중단된다. 당장 위기 상황에 대응해야 하기 때문에 휴식이나 소화, 해독

과 치유 같은 기능은 잠시 멈춤 상태에 들어간다.

  그런데 실제로 위협이 존재하지 않는 상황에서도 교감신경이 계속 우위에 있는 경우가 있다. 만성 스트레스 상태에 빠진 것인데, 이렇게 되면 우리 몸의 스트레스 반응은 지속되고 부교감신경은 억제되어 자율신경의 균형이 깨지게 된다. 이는 곧 면역력 저하로 이어진다. 교감신경이 지속적으로 우위에 있으면 면역을 수행하는 주체인 백혈구의 균형(과립구와 림프구의 비율이 정상 범위를 유지하는 상태)을 무너뜨려 면역력이 떨어진다.

스트레스가 면역력을 떨어뜨렸다고 볼 수 있지만, 문제의 핵심은 스트레스라기보다 부교감신경의 억제다. 면역력을 다시 끌어올리기 위해 스트레스 상황 자체를 없앨 수 있으면 좋겠지만, 그럴 수 없다면 교감신경이 우위에 있는 상태를 부교감신경 우위로 바꾸는 방법을 써야 한다. 그 방법 중에서 가장 직접적인 효과를 얻을 수 있는 것이 호흡과 명상이다. 호흡과 명상은 스트레스 반응을 조절하고 자율신경의 균형을 회복하는 데 매우 효과적이다.

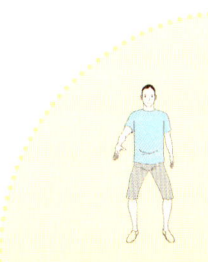

스트레스가 정신의 면역력을 키운다

스트레스는 상황에 대한 압박감에서 비롯하는 몸과 마음의 긴장 반응이다. 스트레스 반응은 자율신경이 조절하고, 스트레스로 생기는 자율신경의 불균형은 면역체계에 이상을 불러일으키기 때문에 스트레스를 만병의 근원으로 규정해왔다. 그런데 스트레스를 어떻게 인식하는가에 따라 스트레스가 우리 몸에 주는 영향이 달라진다는 연구보고가 이어지면서 스트레스에 대한 새로운 관점이 제시되고 있다. 미국의 건강심리학자인 켈리 맥고니걸도 스트레스에 대한 자신의 접근 방식을 바꾼 연구자 중의 한 사람이다. 그는 스트레스와 친구가 되라고 말한다.

8년 동안 3만 명의 성인을 추적 조사한 미국의 한 연구팀은 조기 사망에 대한 새로운 견해를 내놓았다. 건강 문제로 나이보다 일찍 죽음을 맞는 이유는 스트레스 때문이 아니라 스트레스가 건강에 나쁘다는 믿음 때문이라는 것이다. 이들의 연구보고는 맥고니걸 같은 전문가들이 스트레스에 접근하는 방식에 뚜렷한 영향을 주었다.

스트레스에 대한 생각을 바꾸면 스트레스에 대한 신체 반응이 달라진다는 사실을 입증한 또 다른 연구는 하버드대에서 수행한 스트레스 반응 실험이다. 연구팀은 실험 전에 참가자들이 스트레스 반응을 유익한 것으로 받아들이도록 사전 교육을 실시했다. 스트레스 상황에 맞닥뜨리면 심장 박동과 호흡이 빨라지고 순간적으로 이마에 땀이 나는데, 이는 불안 반응이 아니라 어려움에 맞

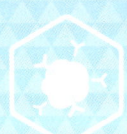

서기 위해 몸이 활력을 높이는 것이라고 알려 준 것이다. 이후 스트레스 상황에 처한 참가자들은 예측한 대로 일반적인 경우와는 다른 신체 반응을 나타냈다. 스트레스를 받으면 대개 심박수가 올라가고 혈관이 수축하는데, 이들은 심박수만 올라가고 혈관은 이완 상태를 유지했다. 이는 기쁘거나 용기를 낸 순간에 나타나는 반응과 아주 흡사한 것이라고 연구팀은 설명한다.

 인식에 따라 반응이 달라지는 것은 뇌와 몸이 하나의 신경계로 연결되어 소통하기 때문에 가능한 일이다. 뇌는 믿는 대로 반응한다. 플라시보 효과나 노시보 효과는 전적으로 뇌의 믿음에 따른 반응이다. 스트레스에 대한 반응도 뇌가 무엇을 믿고 정보를 어떻게 처리하는가에 따라 몸의 반응이 달라질 수 있다.

스트레스가 면역력에 민감한 영향을 미치는 것은 분명하다. 그러나 스트레스에 어떻게 대처하는가에 따라서 스트레스가 우리 몸에 주는 영향 또한 분명히 달라진다. 스트레스가 건강을 해칠 거라는 부정적인 생각을 지우고, 스트레스를 조절하는 방법에 관심을 기울이기를 권한다. 이는 우리 몸의 면역력을 지킬 뿐 아니라, 스트레스에 무너지지 않는 정신적 면역력을 키우는 것이기도 하다.

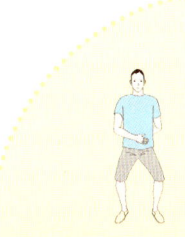

스스로 막아내고 치유하는 힘의 3요소

스트레스를 줄이고 스트레스 반응을 완화하기 위한 방법들은 이미 많이 알려져 있다. 무엇인가를 먹거나 마시는 것부터 운동, 호흡, 명상을 비롯해 자기암시나 긍정적 사고 같은 인지적 방법까지 다양하게 사용되고 있다.

몸과 마음의 건강에 관한 내 오랜 탐구를 종합하면 핵심요소를 다음의 세 가지로 요약할 수 있다. 체온, 호흡, 마음의 관찰. 이는 《자연치유력의 비밀, 솔라바디》 책에서 세 개의 치유 스위치로 소개한 바 있다. 자연치유력은 면역력을 중심에 둔 개념이므로 이 세 가지를 면역력 강화를 위한 3요소로 보아도 좋다.

체온을 느껴라

체온은 면역력과 상당히 관련이 깊다. 체온이 올라가면 림프구가 활성화되어 면역력이 증가하고, 체온이 내려가면 면역력도 떨어진다. 몸에 세균이나 바이러스와 같은 병원체가 침입한 경우에는 면역체계가 이 병원체와 싸우는 동안 체온이 올라가고, 증상이 완화되면 체온도 정상 범위로 돌아온다.

    인체의 정상체온은 36.5도와 37.5도 사이다. 주위 환경, 날씨, 시간, 몸과 마음의 컨디션에 따라 체온은 수시로 변하지만, 체온이 이 정상 범위를 크게 벗어나거나, 오랫동안 벗어나게 되면 건강에 많은 문제가 생긴다.

    체온의 범위와 관련하여 주목해야 할 것은, 많은 사람들이 지속적인 저체온 상태에 있다는 것이다. 아침에 일어나서 약 두 시간 후에 잰 체온이 36.5도 이하이면 저체온으로 보는데, 현대인이 겪고 있는 많은 질병이 저체온과 밀접한 연관이 있다. 비만이나 당뇨, 고혈압 등 만성 질환이 있는 사람들, 우울증을 앓고 있는 사람들은 대부분 평균보다 낮은 저체온이라고 알려져 있다.

    체온과 건강의 상관관계를 연구하는 전문가들은 체온을 37도에 가깝게, 즉 정상 범위 안에서 약간 높게 유지하는 것이 자연치유력을 높이고, 육체적·정신적으로 건강과 활력을 유지하는 효과적인 방법이라고 말한다.

    체온이 떨어지면 혈액순환, 신진대사, 해독작용이 약화되고 삶에 대한 의욕과 열정도 잃어버리기 쉽다. 몸이 차가워지면 혈관이 수축하여 혈액순환을 방해한다. 혈액은 신체에 필요한 영양소, 산소, 수분 등을 몸 구석구석으로 운반하는데 이 흐름이 원활하지 못하면 신체 기관이 활동에 필요한 물질들을 제대로 공급받지 못해서 여러 가지 이상이 생기게 된다. 대사율이 떨어지면서 사용되지 못하고 몸에 축적되는 에너지가 많아져 비만의 원인이 되기도 한다.

    또 다른 문제는 체온이 낮아지면 면역세포인 백혈구의 활동이 위축된다는

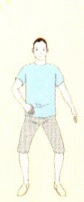

것이다. 백혈구는 몸속으로 침투한 세균을 분해하고 병원균, 바이러스, 기생충, 곰팡이, 꽃가루 등과 같은 외부 물질에 대항해 면역 시스템을 구축한다. 백혈구는 체내에서 일어나는 비정상적인 활동에도 반응하는데, 종양을 공격해서 암세포가 만들어지는 것을 막고 바이러스에 감염된 세포들을 다른 세포에 피해가 가기 전에 제거하여 신체를 보호하는 역할을 한다. 저체온으로 면역력이 약해지면, 그만큼 우리 몸의 방어 시스템이 무너지고 균형을 회복하는 능력도 저하된다.

일반적으로 체온이 올라가면 면역세포의 기능을 활성화하고 대사율을 높여 체내의 에너지 생산을 증가시키는 것으로 알려져 있다. 일본의 면역의학 전문가인 니카타 대학의 의학교수 아보 다오루 박사에 따르면, 체온이 1도 상승하면 면역력이 다섯 배 강화되고, 반대로 1도가 떨어지면 면역력이 35퍼센트 떨어진다고 한다.

우리 몸의 체온이 떨어지는 원인은 여러가지가 있다. 만성적인 스트레스로 자율신경계의 기능이 떨어지면 말초순환 장애가 나타나 손발이 시리고 체온도 낮아진다. 운동부족에 따른 근육량의 감소도 저체온의 원인이다. 근육은 몸의 최대 열 생산기관이다. 신체에서 발생하는 열의 약 25퍼센트가 근육에서 만들어진다. 또한 근육의 70퍼센트 이상이 하체에 있다. 신체의 보일러인 근육을 키우는 운동, 특히 하체 운동을 게을리하면 몸이 차가워지기 쉽다.

과식, 찬 음식, 지나친 냉방, 수면 부족, 해열제와 진통제의 잦은 복용 등도 몸을 차갑게 한다. 과식을 하면 음식을 소화시키기 위해 혈액이 위장으로 몰린다.

그만큼 뇌, 손, 발 근육으로 가는 혈액량이 부족해지기 때문에 몸의 움직임이 둔해지고 체온도 떨어지게 된다.

저체온과 함께 자연치유력을 약화시키는 또 하나의 문제가 있다. 우리 몸의 열 균형과 에너지 균형이 깨어져, 따뜻해야 할 아랫배는 차가워지고 차가워야 할 머리는 뜨거워지는, 온도와 에너지의 역전현상이 일어나는 것이다.

 흔히 스트레스가 쌓이면 머리에 열 받았다고 표현하는데 이것은 단지 비유적인 표현만은 아니다. 뇌가 정상적으로 기능하려면 시원해야 한다. 심장과 허파를 제외한 나머지 장기들 즉 위장, 간장, 대장, 소장, 신장, 방광이 모두 배 주위에 위치해 있다. 이들 장기가 활발하게 움직이려면 배 주위를 따뜻하게 해주어야 한다. 수승화강은 모든 장기의 기능을 원활하게 하고, 뇌의 활동력을 최고로 높여주는 최적의 에너지 상태이다.

체온은 주위 환경이나 육체적이고 생리적인 활동성에 따라 변하지만 정서 상태에 따라서도 달라진다. 감정은 우리 몸의 호르몬 시스템을 통해서 생리적인 변화를 가져오고, 이것이 체온의 변화로 이어진다. 겁에 질리거나 흥분하거나 화를 내면 그에 따라 체온에도 변화가 생긴다. 걱정, 불안, 분노, 슬픔 등의 건강하지 못한 정서 상태에 빠져 있으면 우울증이 오고 만사가 귀찮아져서 몸을 움직이기조차 싫어진다. 이런 상태가 되면 자연히 체온도 떨어지기 쉽다. 그래서 항상 긍정적으로 사고하고 자신의 삶에 대해 열정적인 태도를 갖는 것이 중요하다.

호흡을 조절하라

우리는 늘 같은 호흡을 하고 있는 것 같지만, 사실은 그렇지 않다. 체온과 마찬가지로 호흡도 우리의 생명 활동을 반영하면서 꾸준하게 변화한다. 대체로 어릴 때는 호흡의 중심점이 아랫배에 가깝고 나이가 들수록 올라간다. 대부분의 성인들은 숨을 쉴 때 아랫배보다는 가슴을 더 많이 움직인다. 호흡의 깊이가 그만큼 얕아졌다고 볼 수 있다. 병이 들어 죽음이 가까운 사람들은 호흡의 깊이가 매우 얕아서 목을 겨우 넘어가는 정도이다. 호흡의 깊이가 얕다 보니 조금이라도 더 깊게 하기 위해 자동적으로 어깨가 움직인다. 호흡의 깊이가 목을 넘기지 못하면, 말 그대로 목숨이 끊어지는 것이다.

호흡은 자율신경에 직접적으로 영향을 미친다. 숨을 내쉴 때는 맥박이 느려지고 들이쉴 때는 맥박이 빨라지는데, 맥박이 빨라지는 것은 교감신경의 작용이고 느려지는 것은 부교감신경의 작용이다.

호흡, 맥박, 혈압, 체온 등은 모두 자율신경이 조절하는 생명기능들이다. 즉, 우리가 의도적으로 조절하지 않아도 우리 몸이 스스로 알아서 한다. 만약 우리가 심장이 뛰는 것을 의도적으로 조절해야 한다면, 아무것도 못 한 채 하루 종일 숨만 쉬기에도 바쁠 것이다.

호흡이 다른 기능들과 다른 점은, 자율적이지만 가장 쉽게 의도적으로 조절할 수 있다는 것이다. 혈압이나 맥박이나 체온을 의도적으로 올리거나 내리기는 어렵지만 호흡을 통해서는 간접적으로 조절할 수 있다. 호흡을 통해 조절할 수 있는 것은 단지 몸의 생리적인 기능만이 아니다. 호흡을 통해 우리는 감정과 생각도 조절할 수 있다. 호흡이 고르고 깊고 완만해지면, 그에 따라 생각도 줄어들고 감정도 가라앉는다. 이와 같이 호흡은 생각과 감정을 조절할 수 있는 강력한 수단이 된다.

건강하고 좋은 호흡은 자연스러우면서도 깊고 천천히 호흡하는 것이다. 한 손은 가슴에, 다른 한 손은 아랫배에 얹고 자연스럽게 숨을 쉬어보라. 자신의 호흡이 어떤지 느껴보라. 가슴과 아랫배 중 어디가 더 많이 움직이는가? 가슴 쪽의 손이 더 많이 움직이고 어깨가 들썩인다면 호흡이 깊지 못하다는 증거다. 흔히 몸이 약하고 마음이 불안할수록, 또 나이가 들수록 복부보다는 가슴을 더 많이 움직여 호흡한다.

호흡은 자율신경계를 적당한 균형상태로 회복시킬 수 있는 강력한 수단이다. 호흡의 빈도는 교감신경의 활동에 영향을 미치고, 호흡의 깊이는 부교감신경의 활동에 영향을 미친다. 따라서 자율신경계의 균형을 회복하는 가장 효과적인 방법은 호흡을 천천히 그리고 깊이 하는 것이다. 호흡을 천천히 하면 지나치게 흥분한 교감신경계가 진정되고, 호흡을 깊이 하면 피로한 부교감신경계가 힘을 받는다.

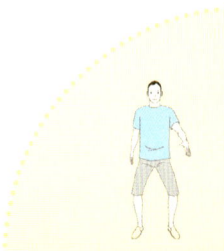

마음으로 관찰하라

지금 이 순간, 마음에 무슨 생각이 지나가며 무슨 감정이 일어나고 있는가? 그 한 생각에 의해 수많은 생각과 감정이 일어난다. 그리고 그 감정들에 의해 우리 몸은 다양한 화학적·생리적 반응을 일으킨다. 기쁘고 행복한 생각을 하면 몸에 좋은 호르몬이 분비되고, 부정적인 감정에 너무 오래 머물러 있으면 몸에 나쁜 호르몬이 분비된다.

생각과 감정은 다스리지 않은 채, 먹고 마시는 것과 운동만으로 건강을 다스리고 자연치유력을 회복하겠다는 것은, 소프트웨어는 관리하지 않은 채 하드웨어만 관리해서 컴퓨터를 좋은 상태로 유지하겠다는 것과 같다.

중요한 것은, 자신의 생각과 감정이 나와 상관없이 일어나는 현상이 아니라 자신이 선택할 수 있다는 것을 아는 것이다. 처음 일어나는 생각이나 감정 자체는 아마도 선택하기가 쉽지 않을지도 모른다. 그냥 마치 어디선가 한 줄기 바람이 불어오듯 그렇게 생각이나 감정이 일어날 수 있다. 하지만 그렇게 일어난 생각이나 감정에 어떻게 반응하는가는 전적으로 자신의 선택이다.

마음의 힘을 사용해서 생각과 감정을 다스리려면 어떻게 해야 하는가? 가장 강력한 수단은 관찰, 즉 지켜보는 것이다. 생각이나 감정을 애써 따라가지도 않고, 일부러 외면하거나 부인하지도 않은 채, 명료하게 지켜보는 마음에 의해 생각이나 감정은 마치 태양 빛에 안개가 사라지듯 증발되어버린다. 대개 명상이라고 부르는 모든 수련법은 그 구체적인 기술이나 방법의 차이에 상관없이 모두 이 같은 관찰이 핵심이다.

어느 것에도 집착하지 않고 자신 안에서 일어나는 여러가지 생각과 감정들을 고요하게 지켜보는 마음의 힘은 모든 것을 균형의 상태로, 자연의 상태로 되돌려놓는 힘이 있다.

체온과 호흡과 마음의 결합은 스트레스 반응으로 교감신경 우위 상태에 있는 자율신경을 부교감신경 우위의 건강한 균형 상태로 회복시키는 데 놀라운 힘을 발휘한다. 아랫배에 집중해서 호흡을 하면 호흡의 중심이 아래로 내려간다. 아랫배의 온도가 올라가면서, 머리가 뜨겁고 아랫배가 차가운 스트레스 상태의 온도 균형은 머리가 시원하고 아랫배가 따뜻한 이완 상태의 온도 균형으로 대전환이 일어난다. 이와 동시에, 호흡의 변화에 따라 자연스럽게 교감신경의 흥분이 가라앉고, 부교감신경이 활성화된다.

이 과정에서 아주 놀랍고 중요한 변화가 일어난다. 호흡과 체온을 내부로부터 느끼고 관찰하는 중에, 관찰하는 마음 자체가 관찰 대상이 되고, 의도와 상관없이 마음에서 일어나는 많은 생각과 감정의 소요들이 가라앉게 되는 것이다. 마음이 스스로를 관찰하는 중에 스트레스를 일으키는 생각과 감정의 고리가 끊어진다.

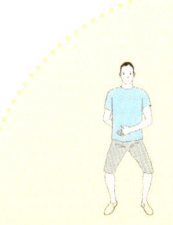

면역력에서 중요한 것은 몸의 전체적인 균형이다.
외부 자극에 민감하게 반응하는 면역체계가
안정되게 제 기능을 할 수 있도록 균형을 잘 유지하는 것이
면역에서 가장 중요한 요건이다.

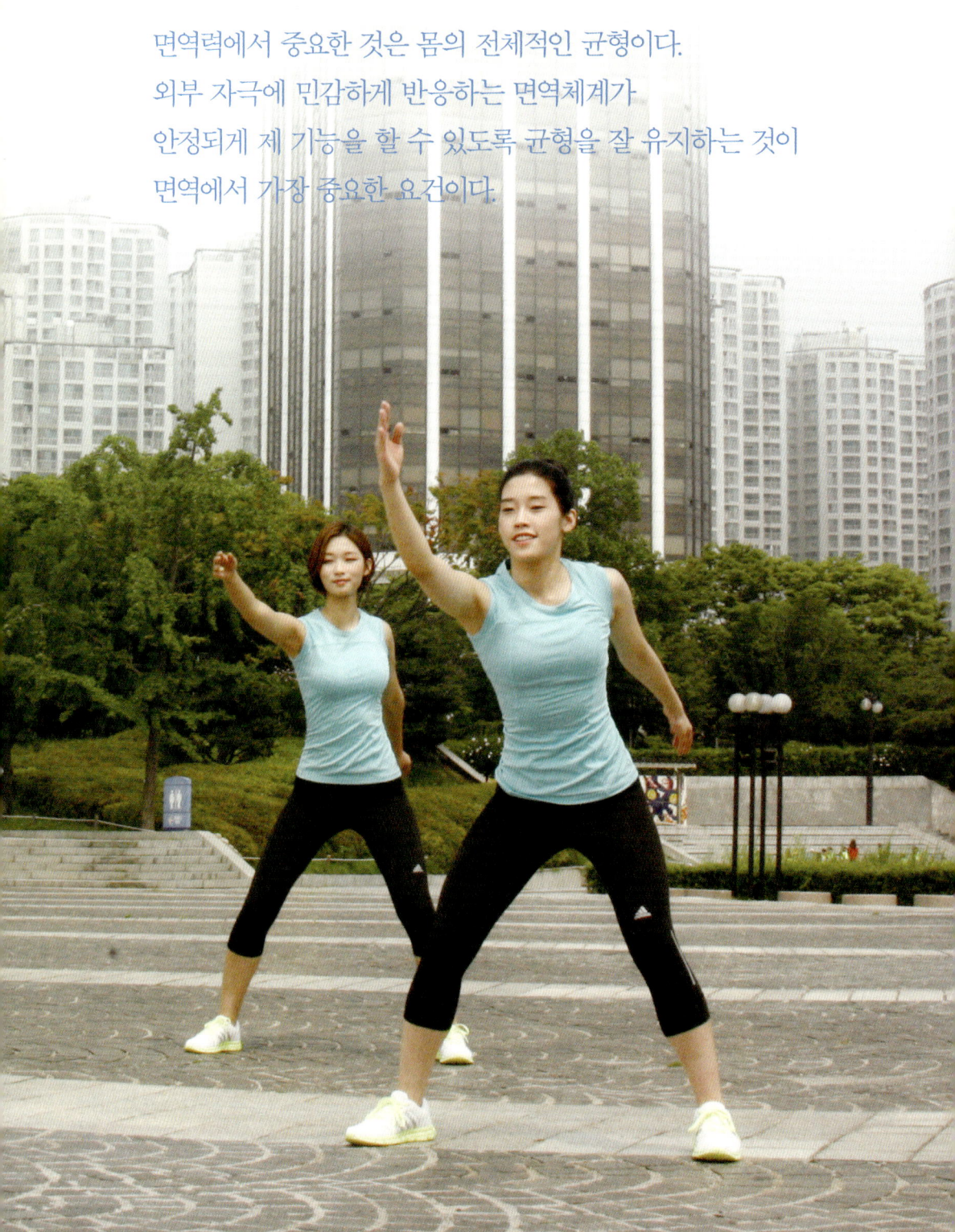

2

면역력을 키우는 최강 요법

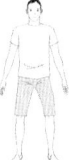

장 건강이 면역력을 좌우한다

면역세포의 70퍼센트가 모여 있는 장

우리 몸의 면역력을 이야기할 때 빼놓을 수 없는 것이 '장'이다. 장은 소장과 대장을 함께 이르며, 섭취한 음식물의 소화, 흡수, 배설을 담당한다. 길이가 평균 7미터나 되는 소장은 음식물 속의 영양분을 흡수하는 기능을 한다. 1미터 남짓한 길이의 대장은 수분과 일부 비타민을 흡수하고, 소화 과정에서 남은 물질을 분해한다.

장은 이처럼 소화기관으로서 기능하지만, 우리 몸의 면역력을 유지하는 데 매우 중요한 기관이기도 하다. 우리 몸 안에는 약 50억 개의 면역세포가 있는데 이 중 70퍼센트가 장에 모여 있다. 면역세포뿐 아니라 전체 림프구의 70퍼센트, 우리 몸에서 만들어내는 항체의 70퍼센트가 장에 있다. 결론적으로 인체 면역력의 7할은 장 건강에 좌우되는 셈이다.

장 속에는 수많은 균들이 산다. 성인의 장 속에 사는 균들의 무게는 무려 1.3 ~ 1.8킬로그램에 달하는 것으로 알려져 있다. 장내세균은 음식물을 분해하고 비타민을 생성하는 등의 일을 할 뿐 아니라 감염원이 장내로 들어왔을 때 장 속 면역세포들을 활성화하여 이를 막아내는 역할을 한다. 따라서 장내세균의

종류와 수가 충분하고, 유익균이 유해균보다 우세한 균형을 이룰 때 면역력도 안정적으로 기능할 수 있다.

장이 든든한 면역계를 갖춘 이유는 섭취한 음식물을 몸속으로 흡수할 것인지 내보낼 것인지를 판단하고, 해로운 물질이나 병원균으로부터 우리 몸을 보호하는 역할을 맡고 있기 때문이다.

그런데 좋지 않은 식습관이나 심한 스트레스, 유독한 생활환경 등으로 장내세균의 균형이 무너지면 인체는 곧바로 위험한 상황에 처하게 된다. 음식물과 함께 들어온 해로운 물질을 걸러내지 못하고, 병원균을 막아내지 못하고, 흡수와 배설을 원활하게 하지 못하고, 매일 생기는 암세포를 제때 없애지 못하면 건강도 무너지고 만다.

면역세포의 70퍼센트가 모여 있는 장이 면역기능을 제대로 수행하려면 장내세균의 균형이 무엇보다 중요하다.

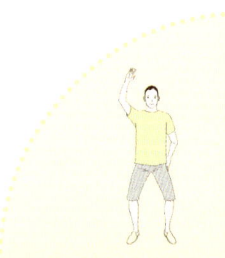

행복하려면 장 건강부터 챙겨야

중요한 시험이나 면접을 앞두고 긴장해 있을 때 갑자기 배가 싸하게 아파오는 경험을 한 적이 있을 것이다. 스트레스가 지속되면 소화가 안 되고, 집 떠나면 배변을 할 수 없다는 경우도 적지 않다. 이 같은 경험만으로도 뇌와 장이 긴밀하게 연결되어 있음을 짐작할 수 있다.

실제로 장에는 매우 많은 수의 신경세포가 분포한다. 신경세포 덩어리인 뇌를 제외한 나머지 신경세포의 절반에 해당하는 1억 개의 신경세포가 장에 존재한다. 그래서 장을 '제2의 뇌'라고 일컫기도 한다.

생명체의 진화 과정에서 장과 뇌, 둘 중 먼저 만들어진 신체 기관은 장이다. 신경계도 장에서 먼저 만들어졌다. 생명체는 먹고 소화하고 배설하는 기능이 생명을 유지하는 데 가장 중요한 일이기 때문에 장의 기능을 최우선으로 진화시켰다고 할 수 있다.

몸속에 들어온 음식물에 대한 판단도 일차적으로 뇌가 아닌 장에서 한다. 뇌는 맛있는 음식이라면 배탈이 나든 말든 먹고 싶은 대로 먹지만, 장은 너무 많은 음식이 들어오거나 상한 음식물이 들어오면 구토나 설사 같은 반응을 일으켜서 그것을 몸 밖으로 배출한다. 뇌가 식욕에 치우칠 때 장은 몸의 균형이 깨지지 않도록 책임감 있는 판단을 하는 것이다.

장은 행복감을 주는 신경전달물질인 세로토닌을 만드는 일도 한다. 장 속 신경

  세포가 만들어내는 세로토닌의 양은 전체의 90퍼센트 이상이다. 더 행복한 삶을 원한다면 장 건강부터 챙겨야 한다는 말이 나올 법하다.

  현대인들의 장 건강은 식생활의 변화로 이전 시대보다 훨씬 더 나빠졌다. 이는 우울증과 자살이 점점 더 늘어가는 세태와 분명히 연관성이 있는 일이라고 본다. 수많은 신경세포와 면역세포를 품고 있는 장은 우리가 무엇을 먹는가, 어떤 마음으로 사는가에 따라 건강은 물론 행복감까지 조절하는 매우 중요한 기관이다.

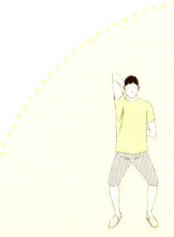

장 건강을 바로잡는 식생활

장을 단지 음식물 찌꺼기가 지나는 통로로만 알고 있었다면 이제부터는 장에 대한 인식을 바꾸는 것이 좋다. 언제나 묵묵히 일하며 별 존재감 없던 사람이 어느 날 책임감 있게 처리한 일 덕분에 회사가 큰 위기를 모면했다는 사실이 밝혀지면 그 사람이 갑자기 멋져 보인다. 아마 인체 조직 중에서는 장이 그런 경우에 해당할 것이다. 평균 8미터에 달하는 장이 멋지게 기능할 수 있도록 늘 장 건강에 관심을 갖고 튼튼하게 하자.

  장 건강에 가장 직접적인 영향을 미치는 것은 음식물이다. 장을 자극하지 않고 소화 흡수가 잘 되는 식품, 장내 유익균 번식을 돕는 식품이 장 건강에 좋은 식품이다. 그러나 여기에 구체적인 식품을 열거하지는 않는다. 사람마다 체질이 다르니 특정 식품이 좋다고 해서 일률적으로 권할 수는 없다. 다만 음식을 섭취하는 기준을 몇 가지 제시한다.

첫째, 신선한 음식을 먹는다. 채소와 과일뿐 아니라 곡물이나 견과류 등도 신선한 것을 먹는 것이 좋다. 조리한 지 한참 지난 음식도 버리기 아깝다고 먹으면 장에 부담을 줄 수 있다. 캔에 든 음식이나 냉동식품, 가공식품 등도 되도록 멀리 하는 것이 좋다.

  둘째, 섬유소가 많은 식품과 깨끗한 물을 충분히 섭취한다. 장은 섬유소가 풍부한 식품을 좋아한다. 섬유소가 많은 식품은 곡류, 채소류, 콩류 등이다. 섬

유소가 풍부한 식품이 들어오면 장이 활발하게 움직인다. 차나 주스가 아닌 깨끗한 물은 장의 활동을 원활하게 해준다.

셋째, 아무리 좋은 식품도 과하게 먹지 않는다. 과유불급은 언제나 옳다. 장내 환경은 균형이 제일 중요하다. 특정 식품에 치우치지 말고 두루 즐기는 것이 좋다.

넷째, 과식을 피한다. 과식이 몸에 어떤 타격을 주는지 우리는 미처 다 알지 못한다. 그저 소화가 힘들다거나 살이 찌는 정도가 아니라, 과식하는 습관은 더 깊고 포괄적인 영향을 우리 몸 전체에 미친다. 뇌는 몸이 어떻게 되든 제 식욕을 채우려 든다. 뇌의 욕구에 빠지지 말고, 장 건강을 먼저 생각하자.

다섯째, 찬 음식을 피한다. 차가운 음식은 장내 유익균을 줄이고 해로운 균을 늘리는 요인이 된다. 배는 항상 따뜻해야 하는 곳이다. 특히 장에 많이 모여 있는 면역세포들의 활성을 위해 늘 따뜻하게 관리하는 것이 중요하다. 배가 차가우면 장내 환경이 급격히 나빠지고 이는 곧 면역력 저하로 이어진다. 찬 음식을 먹은 뒤에는 따뜻한 차를 후식으로 곁들이는 것이 좋다. 습관적으로 마시는 차가운 캔 음료는 기호식품 목록에서 아예 지운다.

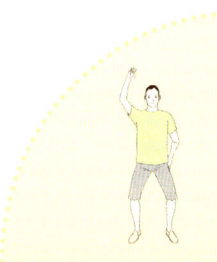

장을 건강하게 하는 '장운동'

소장과 대장의 길이를 합하면 8미터에 이른다. 이 길이의 장이 뱃속에서 돌돌 또아리를 틀고 있다. 그래서 배를 눌러보아 딱딱한 곳이 있으면 장이 굳었다고 흔히 표현한다. 장이 말랑말랑하지 않고 굳어 있으면 변비가 잘 생기고 소화력도 떨어지며 머리가 멍해지기 쉽다.

굳은 장을 풀기 위해 장 마사지를 하는 것도 도움이 되나, 직접적으로 운동을 해서 푸는 것이 더 효과적이다.

장운동은 아랫배를 당기고 미는 간단한 동작으로 장 기능을 활성화하는 아주 효과적인 운동이다. 장에는 전체 혈액량의 거의 절반에 해당하는 혈액이 돌고 있다. 따라서 장을 움직이는 운동을 해주면 박차를 가하듯 혈액순환이 잘 되고, 더불어 심장의 부담을 덜어주는 효과도 있다.

동작은 간단하지만 장운동으로 얻을 수 있는 효과는 이밖에도 수없이 많다. 장운동의 효과가 크고 다양한 이유는 장운동이 면역력 자체를 끌어올리기 때문이다. 면역력이 올라가면 그에 따라 건강에 긍정적인 변화가 줄줄이 따라오는 것은 당연한 일이다. 제일 먼저 나타나는 변화는 아랫배가 따뜻해지는 것이다. 아랫배가 따뜻하다는 것은 정상체온에 이르렀다는 신호이다. 저체온에서 정상체온으로의 변화가 무엇을 의미하는지를 앞 장에서 이야기했으니, 장운동 하는 방법으로 곧바로 넘어간다.

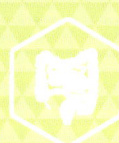

장운동

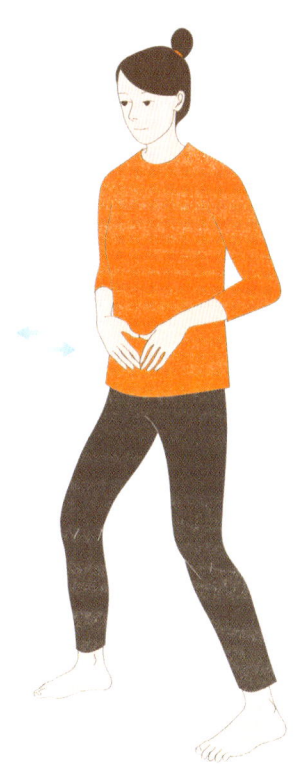

1. 양발을 어깨너비로 벌리고 서서 무릎을 살짝 굽힌다.
2. 양손바닥을 그림처럼 아랫배에 댄다.
3. 아랫배를 살짝 끌어당겼다가 잠시 멈춘다.
4. 다시 아랫배에 힘을 빼면서 살짝 내밀어준다.
5. 이를 반복한다. 횟수는 자신의 상태에 따라 하면 된다. 대개는 한 번에 100개 이상, 하루에 3회 이상 꾸준히 해준다.

- 아랫배를 당기고 밀 때 호흡과 일치하지 않아도 된다. 호흡에 상관없이 장운동에 집중하다 보면 호흡은 자연스럽게 이어진다.
- 당기고 미는 동작이 익숙해지면 배를 당길 때 등쪽으로 좀더 강하게 당겨준다. 배를 내밀 때는 아랫배에 복압을 약간 느낄 정도로 민다.
- 장운동을 처음 하는 경우에는 배에 당기는 통증이 생길 수 있다. 배에 아픈 곳이 있으면 손으로 살살 문지르면서 풀어준 다음에 장운동을 가볍게 다시 시작한다.
- 장운동 할 때 팔과 어깨에는 힘이 들어가지 않도록 한다.

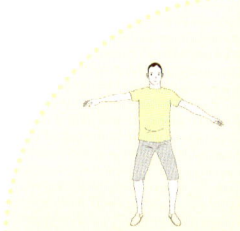

면역증강 '솔라바디 체조'

왜 면역증강 체조인가?

우리 몸의 면역력에 가장 포괄적이면서도 직접적인 영향을 미치는 요인은 '온도'이다. 앞 장에서 이야기한 것처럼 36.5도에서 37.5도 사이의 정상체온을 유지하는 것이 면역력 관리의 기본이라고 할 수 있다.

체온은 날씨나 주위환경, 시간대에 따라 수시로 변하고, 몸과 마음의 컨디션에도 민감하게 영향을 받는다. 이 같은 안팎의 요인으로 체온이 변하는 것은 자연스러운 반응이나, 지속적인 저체온 상태를 방치하면 건강에 치명적인 문제를 일으킬 수 있다.

가장 빠르고 안전하게 정상체온을 회복하는 방법

저체온 상태에서 벗어나는 방법에는 두 가지가 있다. 목욕이나 난방으로 몸에 따뜻한 열기를 직접 가하는 방법과 스스로 몸을 움직여서 체온을 높이는 방법. 이 두 가지 방법 중 저체온을 정상체온으로 끌어올리는 근본적인 해결책은 물론 스스로 몸을 움직이는 것이다.

운동이든 노동이든 몸을 움직이면 몸에 열이 나게 되어 있다. 그러나 어떤 움

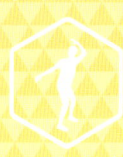

직임이든 괜찮다고 말하기 위해서는 한 가지 조건이 필요하다. 그 움직임이 몸의 균형을 흩뜨리지 않아야 한다는 점이다. 집안일이나 생업 현장의 노동은 대개 한쪽으로 치우친 동작을 오래도록 계속 반복하는 경우가 많다. 운동도 특정한 부위를 집중적으로 쓰는 스포츠인 경우에는 마찬가지다. 한쪽으로 치우친 동작은 몸의 좌우 균형을 깨뜨리고, 좌우 불균형 상태가 오랜 시간 지속되면 생체 균형까지 무너지게 된다.

하루 종일 힘들게 일한 사람에게 운동을 꼭 하라고 하는 이유가 이 때문이다. 노동을 균형 있게 할 수 있다면 좋겠지만 사실상 그렇게 하기는 매우 어렵다. 그렇다고 매일 운동하는 시간을 일정하게 내는 것도 대부분의 사람에게는 쉽지 않은 일이다.

  일상에서 가장 좋은 방법은 언제 어디서든 잠깐 해도 효과가 있는 동작을 꾸준히 해주는 것이다. 하지만 여기에도 조건이 붙는다. 동작이 쉬워야 한다는 것이다. 아무리 운동 효과가 좋은 동작이어도 동작 자체가 어렵고 힘들면 결국 얼마 가지 못하고 포기하기 십상이다.

  동작을 익히기 위해 애써 연습하지 않아도 될 만큼 쉽고, 별도의 공간이나 준비물도 필요 없고, 무엇보다 5분만 해도 온몸의 기능을 골고루 끌어올리는 동작이어야 누구에게나 일상의 운동으로 권할 만하다.

이 같은 필요를 기준으로 먼저 만든 것이 '솔라바디 5·5·5 운동'이다. 《자연치유의 비밀, 솔라바디》 책에서 소개한 이 운동은 접시돌리기, 발끝치기, 뇌파진동으로 구성되어 있고, 세 가지 동작을 5분씩 하면 된다.

이번에 일지 면역증강 운동법으로 소개하는 '솔라바디 체조'는 '솔라바디 5·5·5 운동'을 활용해 하나의 연속 동작으로 만들었다. 체조를 한 세트하는 데 걸리는 시간은 5분 정도이고, 음악에 맞춰서 할 수도 있다.

'솔라바디 체조'와 '솔라바디 5·5·5 운동'처럼 쉬운 동작으로 이뤄진 체조가 면역력을 강화한다고 하는 첫 번째 이유는 체온을 올리는 효과 때문이다. 하루에 한두 번씩 체조하는 습관을 들이면 오래지 않아 평균체온이 항상 정상 범위를 유지하는 건강 상태를 회복할 수 있다.

이완하는 감각이 면역계를 살린다

하루에 한 번 이상, 체온을 올리는 습관은 우리 몸의 면역 울타리를 튼튼하게 다져준다. 그런데 땀을 뻘뻘 흘리는 운동보다 체조를 권하는 이유는 면역력을 올리는 것이 단지 힘들게 운동을 한 효과라고만 할 수는 없기 때문이다. 면역력에서 중요한 것은 몸의 전체적인 균형이다. 외부 자극에 민감하게 반응하는 면역체계가 안정되게 제 기능을 할 수 있도록 균형을 잘 유지하는 것이 면역에서

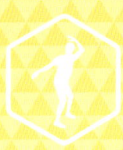

가장 중요한 요건이다. 그런 면에서 각종 스포츠, 레저, 헬스 같은 특정한 운동보다는 맨손체조가 더 적합하다고 할 수 있다. 또 남녀노소 누구나, 시간과 장소의 제한 없이 언제 어디서나 할 수 있다는 점도 체조를 권하는 이유 중 하나이다.

면역증강을 위한 솔라바디 체조의 핵심 포인트는 '이완'이다. 운동을 할 때는 근육을 긴장시켜야 하지만 면역증강 체조는 몸에서 긴장된 힘을 빼고 이완한 상태에서 해주어야 한다.

이완한다는 것은 부교감신경을 활성화하는 상태를 뜻하며, 이는 면역계의 주인공인 백혈구가 활발하게 활동할 수 있는 환경을 만들어 주는 것과 같다. 스트레스가 긴장 상태를 유발하여 교감신경이 부교감신경보다 우위인 상태가 지속되면 백혈구의 균형을 무너뜨려 면역력을 저하시킨다.

이 같은 면역체계의 특성에 따라 솔라바디 체조는 처음부터 끝까지 이완한 상태에서 하는 동작으로 구성되어 있다. 가볍게 몸에 진동을 주면서 팔다리를 흔들어 주기만 해도 바로 이완이 시작된다.

원인을 모르는 병일수록 이완을 통해 막힌 신경을 풀어주고 에너지의 흐름을 좋게 해줄 필요가 있다. 이완 상태에서 리듬을 타면서 동작을 하다보면 뭉친 곳이 풀리고, 막힌 곳은 뚫리며, 생각도 멈추면서 몸의 자연스러운 흐름을 회복하게 된다. 혈액순환, 림프액의 순환, 경락과 기운의 유통 같은 인체의 여러

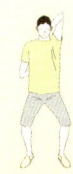

흐름이 좋아진다는 것은 곧 면역력이 강화되는 것과 같다.

면역력이 올라가는 것을 눈으로 확인할 수는 없지만 몸으로는 즉시 알 수 있다. 활기를 느끼는 순간이 바로 면역력이 힘을 얻는 순간이다. 솔라바디 체조는 이완을 통해 활기를 채우는 동작들로 이루어져 있다.

솔라바디 체조의 효과

1. 전신의 기혈순환을 활발하게 하여 빠르게 정상체온을 회복한다.
2. 몸에 힘을 뺀 동작들이 부교감신경을 활성화하여 몸이 휴식을 취하고 재정비할 수 있도록 돕는다.
3. 두드리고 흔들면서 생기는 진동이 에너지 균형을 최적화하여 어지럼증, 두통, 어깨 결림, 요통, 관절통 등 일상생활에서 느끼는 불쾌한 증상들을 개선해 주고 면역력과 자연치유력을 높인다.
4. 전신의 경락 흐름이 살아나면서 혈액순환과 림프액 순환이 원활해진다.
5. 음악과 함께 리듬을 타고 하면 세로토닌 분비가 촉진되어 심리적 스트레스를 완화한다.
6. 꾸준히 하면 스트레스를 조절하는 힘이 생기고, 긍정적인 감정 상태를 유지하는 데 도움이 된다.

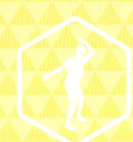

솔라바디 체조, 동영상으로 보기

QR 코드를 읽는 스마트폰 앱으로 옆의 QR코드를 비추면 힐링명상 체인지TV(www.changetv.kr)에서 솔라바디 체조 동영상을 볼 수 있다.

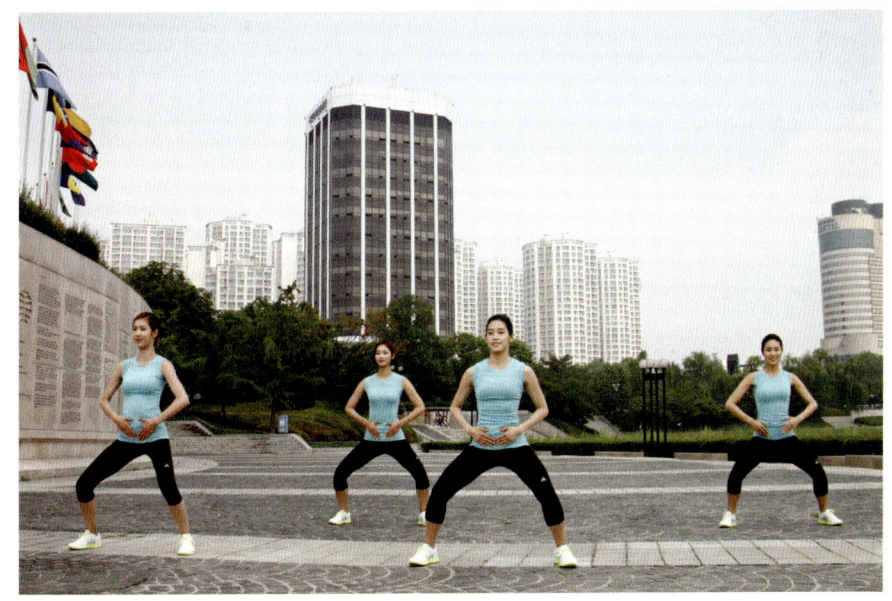

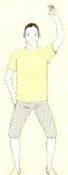

솔라바디 체조, 시작!

단전치기

솔라바디 체조는 단전치기로 시작한다. 단전치기는 장운동과 함께 단전을 중심으로 복부를 자극하여 장기능을 튼튼하게 하는 운동이다. 특히 단전 부위를 직접 두드리는 단전치기는 우리 몸의 에너지 센터인 하단전을 강화하는 효과가 있다. 단전이 튼튼해지면 체온이 올라간다. 하단전이 든든한 사람은 아랫배가 늘 따뜻하기 때문에 소화가 잘 되고, 변비가 없으며, 장을 건강한 상태로 유지할 수 있다.

단전치기는 다음 동작인 '단전허리치기'를 위한 준비 동작이다. 솔라바디 체조가 아닌 다른 운동을 할 때도 단전치기를 준비운동으로 해주면 짧은 시간 안에 몸을 전체적으로 워밍업 할 수 있다.

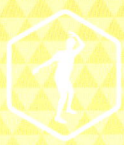

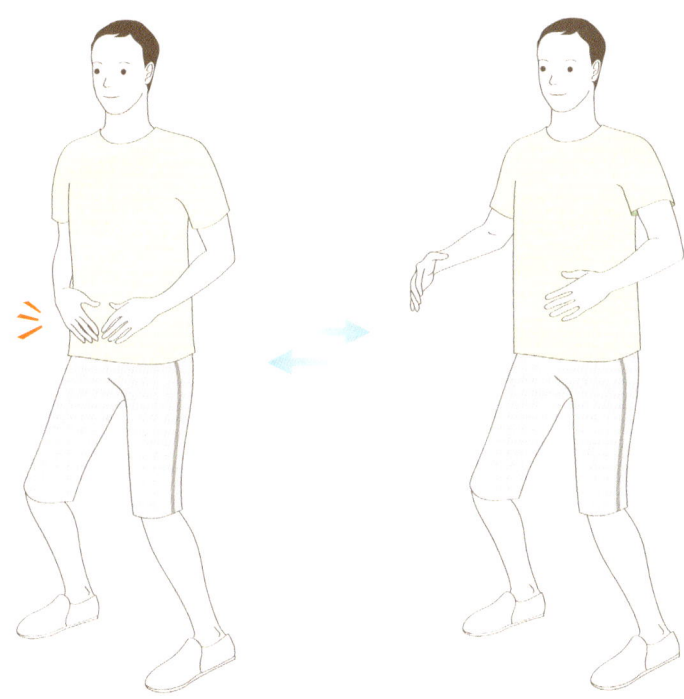

1. 다리를 어깨너비만큼 벌리고 선다.

2. 양손바닥을 아랫배에 가볍게 대고 무릎을 살짝 굽힌다.

3. 아랫배에 살짝 힘을 주면서 양손바닥으로 아랫배 단전 부위를 툭툭 친다.

4. 기본은 8회씩 세 번. 두드리는 강도와 횟수를 높여 단전치기만 따로 해도 좋다.

아랫배를 두드린다는 생각 때문에 팔과 어깨에 힘이 들어가기 쉽다.
솔라바디 체조의 기본은 이완이다. 몸에서 힘을 빼고 무릎을 살짝 굽히면
몸의 중심이 아래로 내려가면서 상체가 편안해진다.

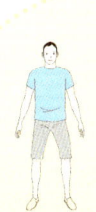

단전허리치기

한 손은 아랫배 단전을, 다른 한 손은 허리를 치는 동작이다. 오른손과 왼손을 번갈아 가면서 단전과 허리를 툭툭 쳐주면 된다. 척추를 펴고, 무릎을 살짝 굽혀서 팔과 어깨에 과도한 힘이 들어가지 않게 한다.

단전허리치기는 아랫배 단전과 허리의 신장 부위에 가벼운 자극을 주어 감각을 깨운다.

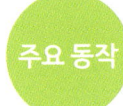
주요 동작

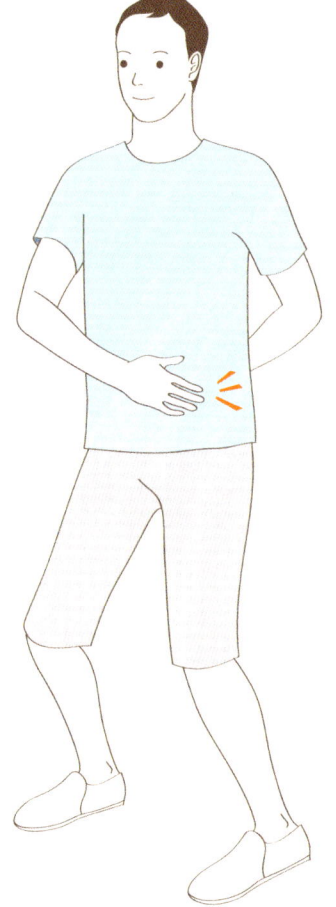
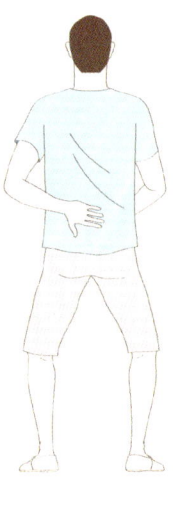

한 손을 뒤로 돌려 허리를 칠 때 손등이나 손바닥, 어느 쪽으로 쳐도 좋다.

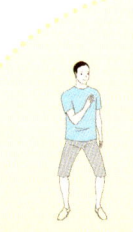

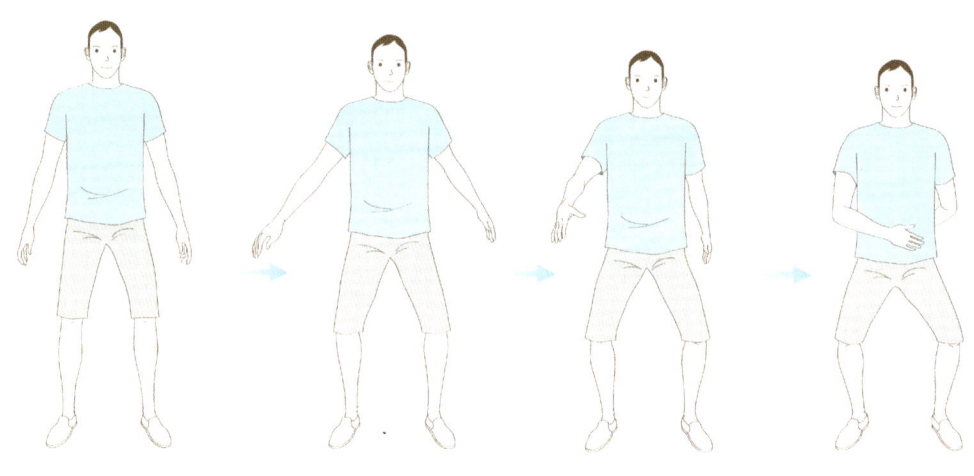

단전허리치기 세부 동작

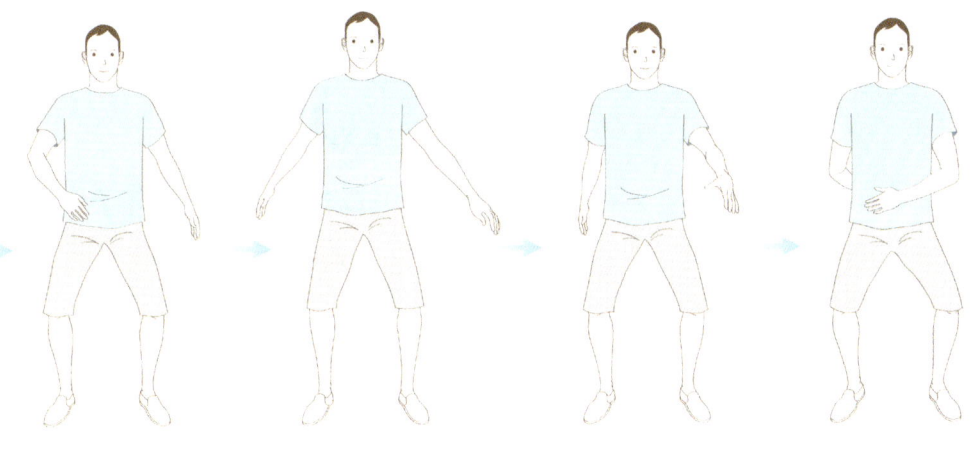

1. 다리를 어깨너비만큼 벌리고 선다.
2. 양팔을 들어 앞뒤로 한 팔씩 엇갈리면서 단전과 허리 부위를 툭 친다.
3. 팔이 돌아갈 때 무릎에 살짝 반동을 준다.
4. 기본은 8회씩 세 번 반복하되, 횟수는 원하는 대로 조절한다.

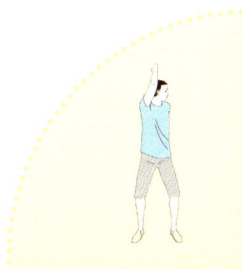

대추혈치기

한 손은 목 뒤 대추혈을, 다른 한 손은 등을 치는 동작이다.

대추혈은 고개를 앞으로 숙였을 때 목 뒤쪽 볼록 튀어난 뼈 바로 아랫부분이다. 감기를 예방하려면 목을 따뜻하게 해주라고 하는데, 목에서 제일 따뜻하게 해주어야 하는 곳이 대추혈 자리다. 감기에 걸렸을 때는 대추혈 부위를 지압해주면 빨리 낫는다.

대추혈을 자극하여 기운이 잘 흐르게 하는 것은 정상체온을 유지하는 데 매우 효과적인 방법이다.

주요 동작

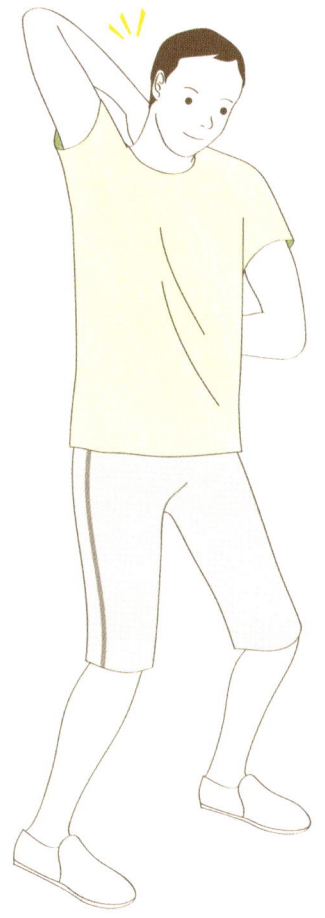
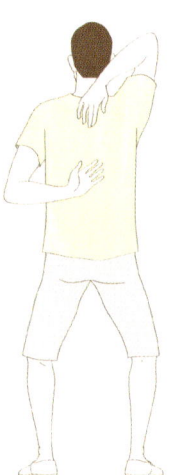

팔과 어깨에 힘을 빼고 이완한 상태로 편안하게 리듬을 타면서 툭툭 쳐준다.
상체를 곧게 세우고, 고개는 조금만 숙인다.

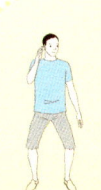

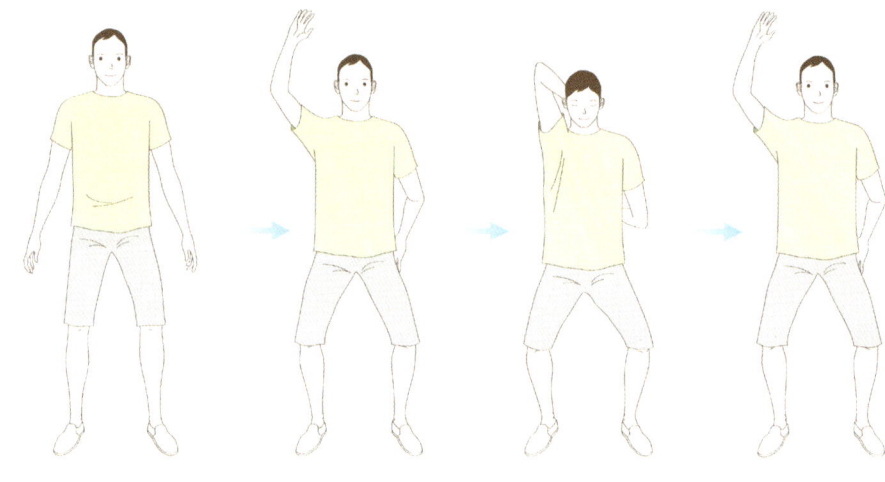

대추혈치기 세부 동작

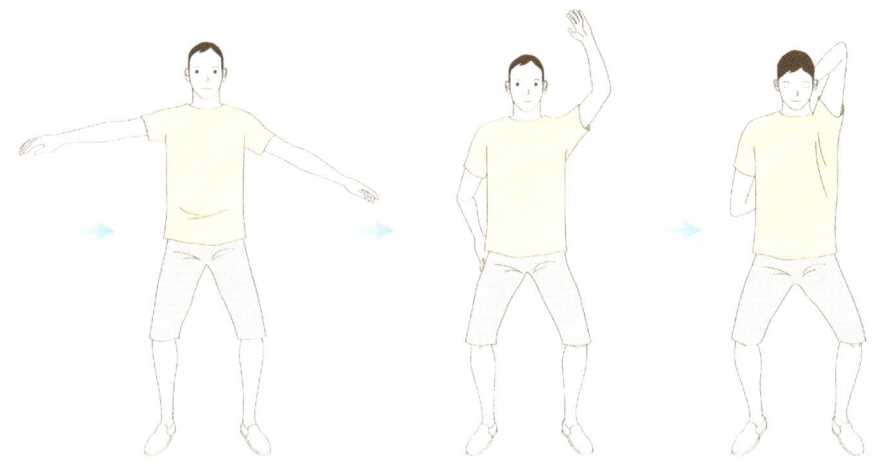

1. 다리를 어깨너비만큼 벌리고 선다.
2. 양팔을 들어 한 팔은 목 뒤 대추혈 부위를, 한 팔은 허리 뒤쪽을 툭 친다.
3. 대추혈을 칠 때는 손바닥으로, 허리를 칠 때는 손바닥이나 손등 어디로 쳐도 된다.
4. 대추혈을 칠 때 고개는 살짝만 숙인다.
5. 무릎은 살짝 굽히고 있다가 팔 동작에 따라 반동을 준다.
6. 기본은 8회씩 세 번 반복하되, 횟수는 원하는 대로 조절한다.

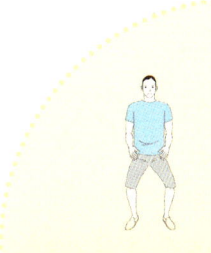

양팔젓기

양팔젓기는 스피드 스케이트를 탈 때처럼 팔을 좌우로 휙휙 내젓는 동작이다. 팔을 저을 때 허리와 고개도 좌우로 같이 돌린다.

　양팔젓기 동작은 어깨관절, 허리관절, 목관절을 함께 풀어준다. 춤을 추는 것처럼 리듬을 타면서 하다 보면 기혈순환이 좋아져 몸이 바로 따뜻해진다.

주요 동작

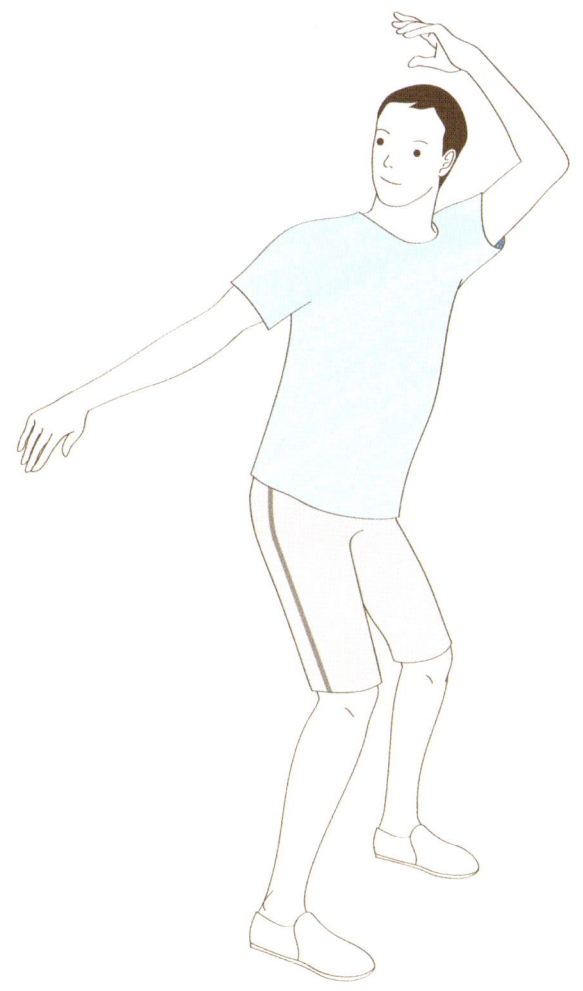

처음에는 팔을 부드럽게 젓다가 차츰 강하게 뒤로 충분히 젖히면서 동작을 크게 한다. 고개도 팔이 움직이는 정도에 따라 좌우로 돌려준다.

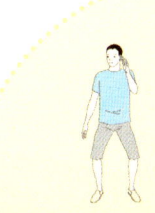

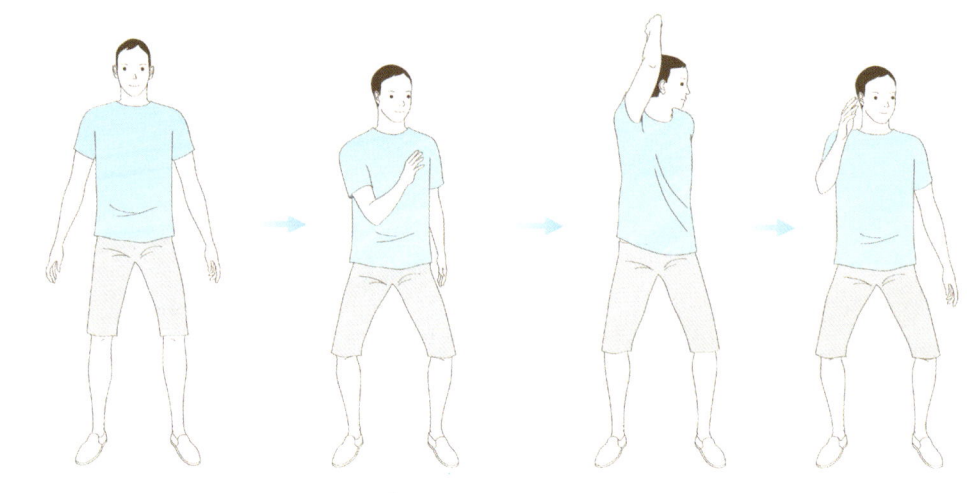

양팔젓기 세부 동작

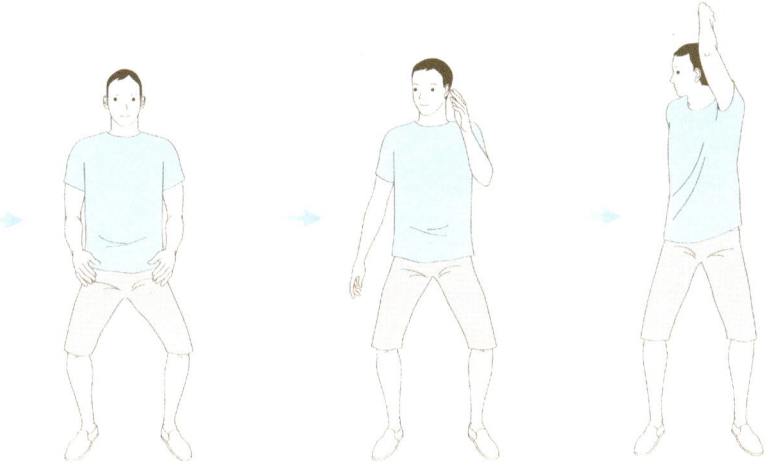

1. 다리를 어깨너비만큼 벌리고 선다.
2. 양팔을 들어 앞뒤로 노를 젓듯이, 또는 스케이트를 지치듯이 팔을 휘젓는다.
3. 처음에는 휘젓는 동작을 작고 부드럽게 하다가 차츰 크고 강하게 한다.
4. 팔을 젓는 동작에 따라 고개도 좌우로 번갈아 돌린다.
5. 무릎을 살짝 굽힌 채로 팔 동작에 따라 반동을 준다.
6. 기본은 8회씩 세 번 반복하되, 횟수는 원하는 대로 조절한다.

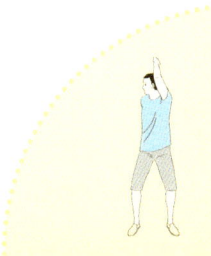

접시돌리기

접시돌리기는 회전운동을 통해 관절의 가동성을 넓히고, 전신 스트레칭과 근육 단련을 같이 할 수 있는 운동이다. 손을 회전시키면서 하체의 중심을 이동하는 동작을 통해 척추와 골반 주변의 근육을 단련하고, 아랫배의 복압력을 강화한다. 근육 단련과 복압력 강화는 정상체온을 유지하는 데 매우 중요한 요건이다. 이는 교감신경과 부교감신경의 균형을 맞추는 데도 도움이 된다.

　접시돌리기는 몸의 좌우 관절 및 근육과 인대를 골고루 풀어주고 강화함으로써 전체적인 균형을 맞추는 데 매우 효과적인 동작이다.

　또한 온몸의 경락을 활성화하여 몸의 전체적인 기능을 향상시켜 질병을 예방하고 병증을 완화하는 효과가 있다.

주요 동작

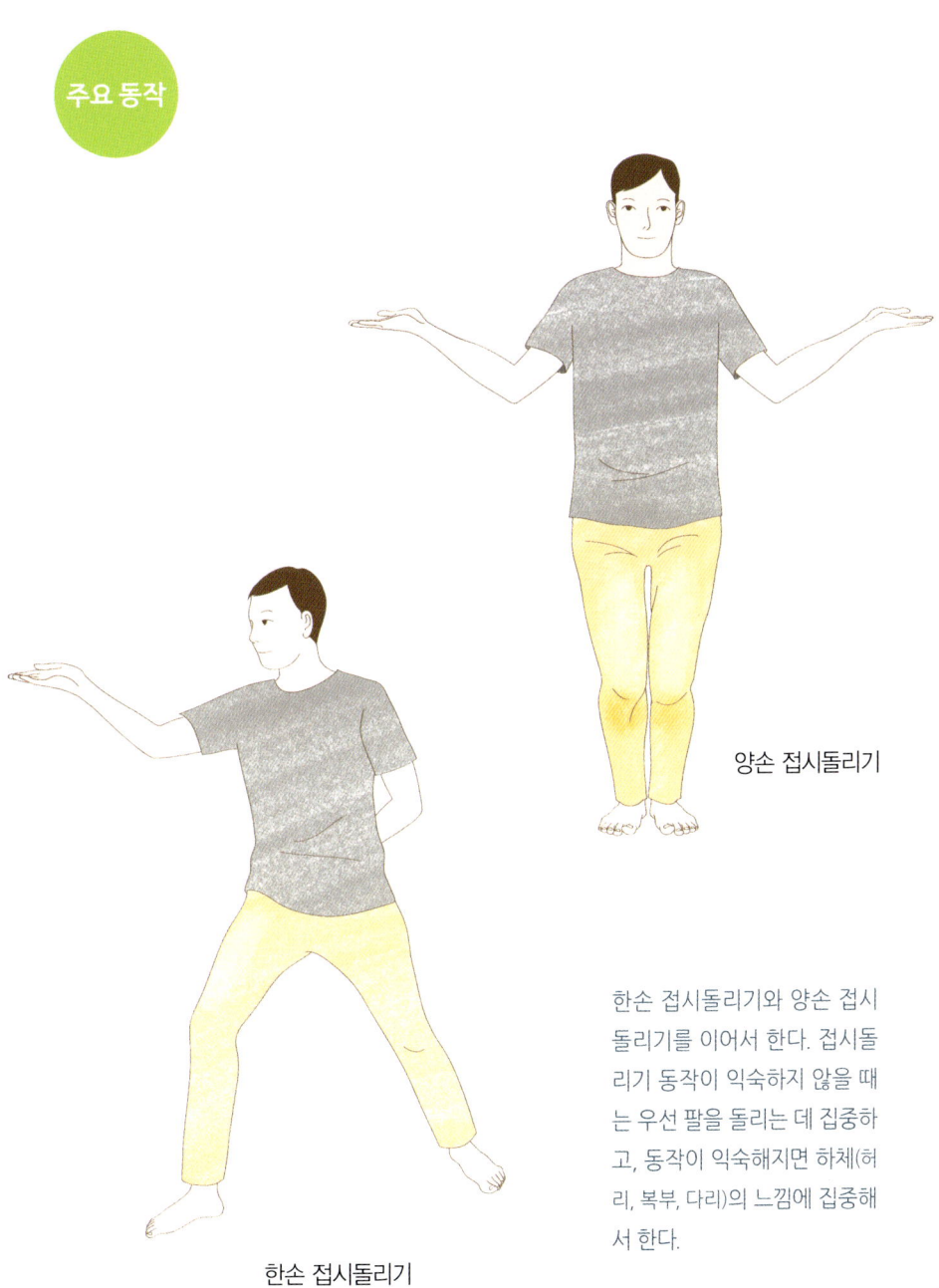

양손 접시돌리기

한손 접시돌리기

한손 접시돌리기와 양손 접시돌리기를 이어서 한다. 접시돌리기 동작이 익숙하지 않을 때는 우선 팔을 돌리는 데 집중하고, 동작이 익숙해지면 하체(허리, 복부, 다리)의 느낌에 집중해서 한다.

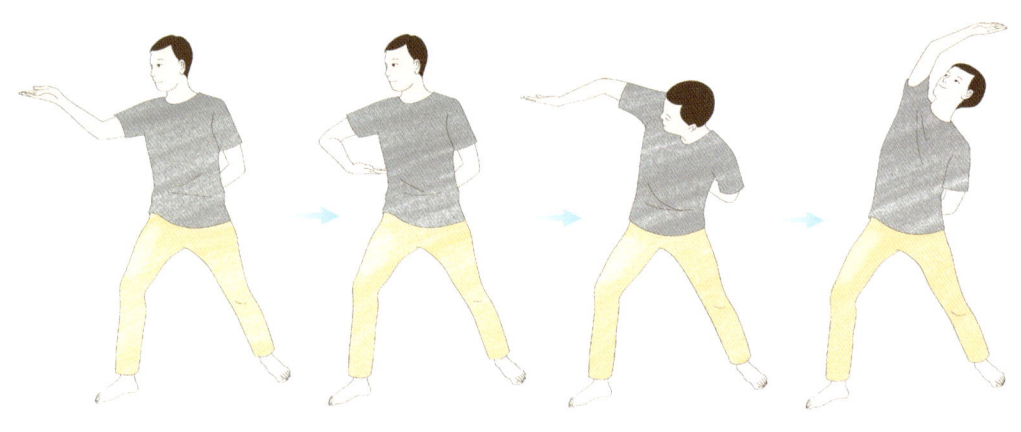

한손 접시돌리기 세부 동작

1. 두 발을 어깨너비보다 넓게 벌리고 서서 오른발을 45도 밖으로 내밀고, 두 무릎은 약간 굽힌다.
2. 오른손 위에 접시가 놓였다고 상상하면서 팔을 들어올린다. 왼손은 허리 뒤쪽에 붙인다.

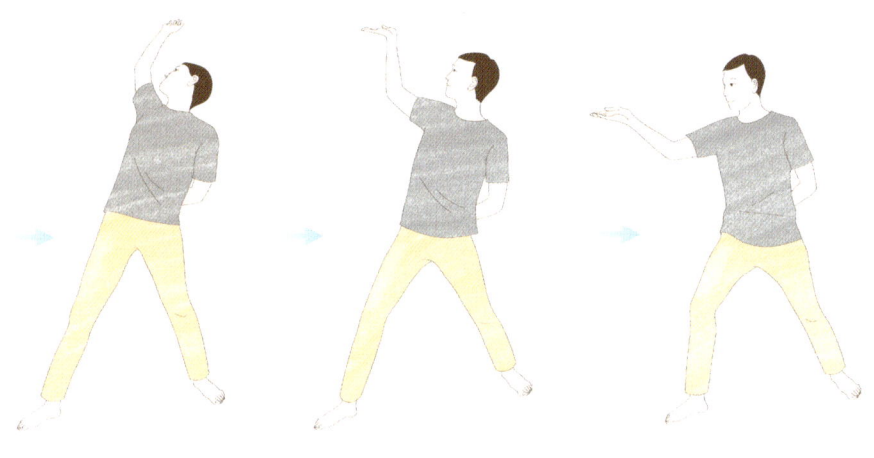

3. 오른팔을 옆구리 쪽으로 당기면서 손끝이 겨드랑이를 스치며 뒤로 쭉 돌아간다. 손바닥은 계속 수평을 유지한다.
4. 머리 위로 크게 원을 그리듯이 팔을 돌린다. 이때 허리가 뒤로 젖혀지면서 몸의 무게 중심이 앞다리에서 뒷다리로 옮겨간다.
5. 뒷다리로 무게를 지탱하면서 팔을 뒤로 쭉 뻗으면 허리가 최대한 뒤로 젖혀진다. 뒷다리와 허리로 몸의 균형을 잡으면서 천천히 팔을 돌린다.
6. 팔이 앞으로 돌아오면 몸의 무게 중심도 다시 앞으로 이동한다. 오른쪽과 왼쪽을 각각 5회씩 한다.

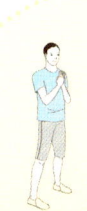

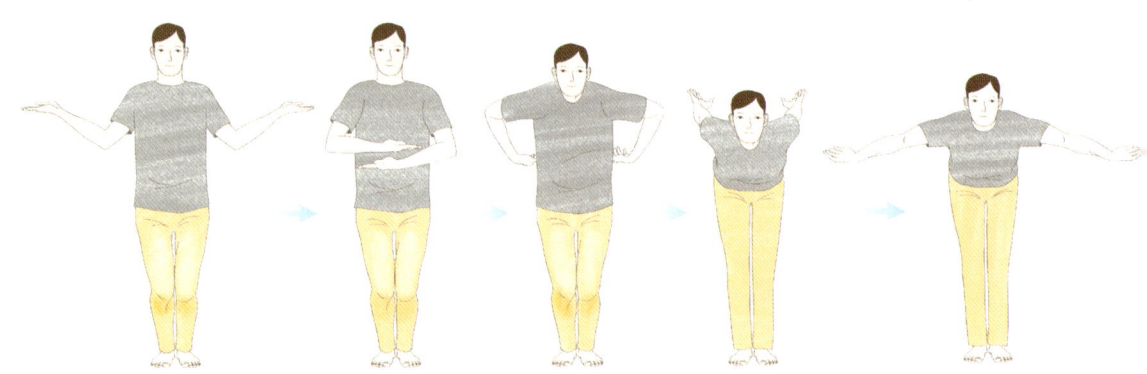

양손 접시돌리기 　세부 동작

1. 다리를 모으거나 벌리고 서서 무릎을 살짝 굽히고, 양손은 어깨 높이로 들어올린다.

2. 양손을 천천히 가슴 쪽으로 가져온다.

3. 손끝이 겨드랑이를 스치며 뒤쪽으로 돌아들어간다.

4. 무릎을 펴주면서 허리를 앞으로 굽히고, 손은 뒤로 쭉 뽑아 올린다. 이 상태에서 동작을 잠시 멈추고 몸의 느낌을 바라본다.

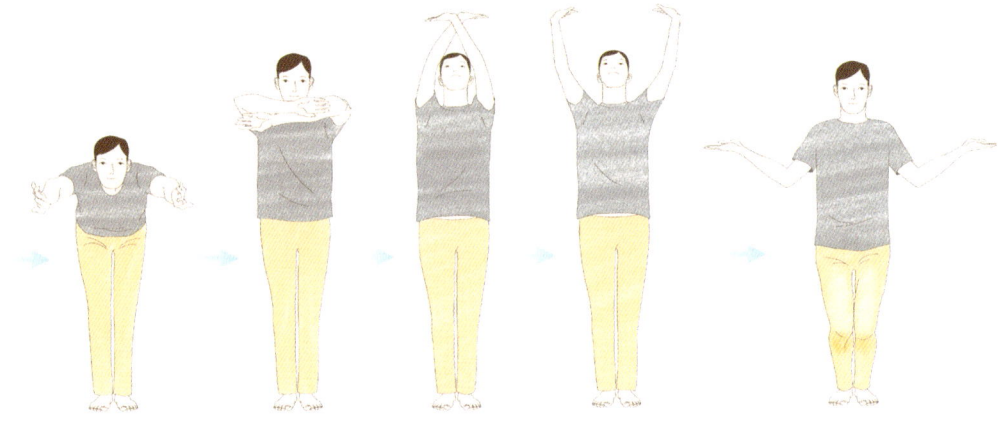

5. 양팔을 벌려 앞으로 돌린다. 손바닥의 수평을 유지한다.

6. 양팔을 앞으로 나란히 모은다. 이때 손바닥은 바깥쪽을 향한다.

   잠시 동작을 멈추고 몸의 느낌을 바라본다.

7. 양쪽 팔꿈치를 굽히면서 크게 원을 그리듯 팔을 돌려준다.

8. 양팔을 위로 쭉 올려 교차하면서 원을 그린다. 허리와 목을 최대한 뒤로 넘기면서 균

   형을 잡는다.

9. 양팔로 원을 그리며 자연스럽게 시작 자세로 돌아온다. 전체 동작을 5회 반복한다.

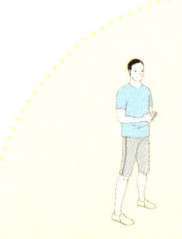

온몸털기

접시돌리기를 마친 상태에서 상체를 뒤로 살짝 젖히고 진동하듯이 몸을 툴툴 털어준다. 온몸털기는 접시돌리기 동작을 하면서 긴장된 근육을 풀어주고, 재빨리 이완 상태로 돌아오게 한다.

주요 동작

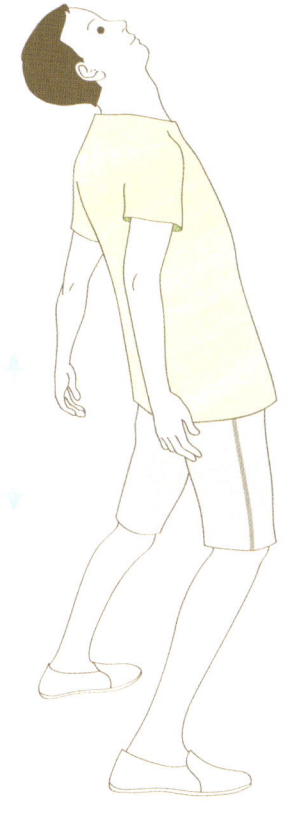
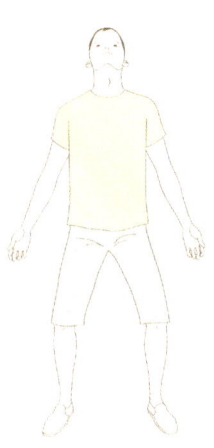

1. 접시돌리기를 마친 상태에서 상체를 뒤로 살짝 젖혀 진동하듯이 몸을 털어준다.

2. 양손으로 몸통을 위아래로 쓸듯이 털어주어도 좋다.

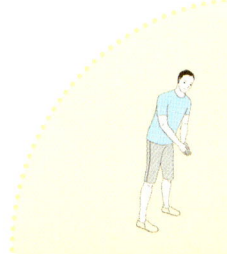

천지인 숨쉬기

솔라바디 체조의 마무리 동작인 천지인 숨쉬기는 하늘의 기운과 땅의 기운, 그리고 나의 기운을 하나로 연결하는 호흡이다.

　두 손을 모아서 크게 원을 그리며 천천히 스트레칭 하는 동작과 함께 숨을 고른다. 손을 아래로 내리면서 숨을 천천히 길게 내쉬고, 위로 올리면서 숨을 깊이 들이마신다. 호흡은 몸과 마음을 편안한 이완 상태로 이끄는 가장 효과적인 방법이다.

주요 동작

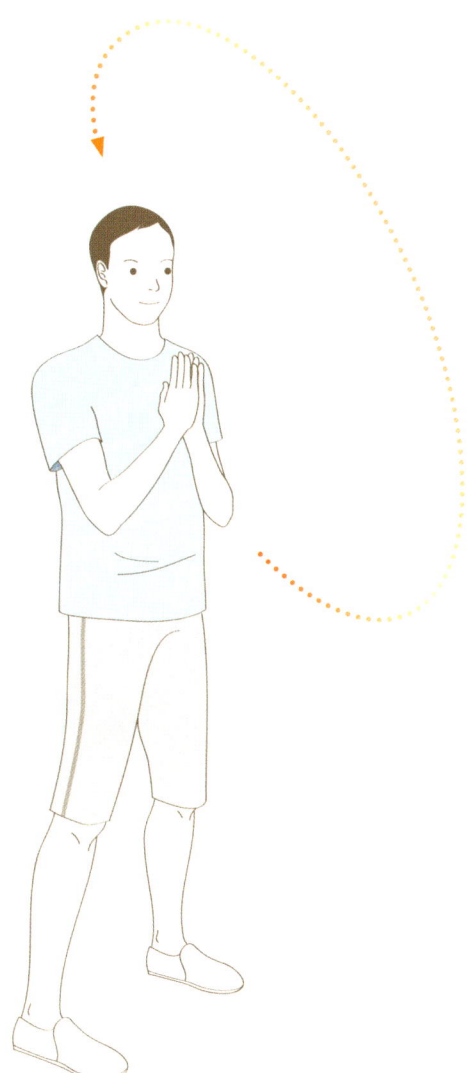

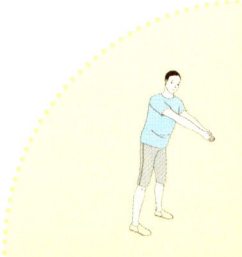

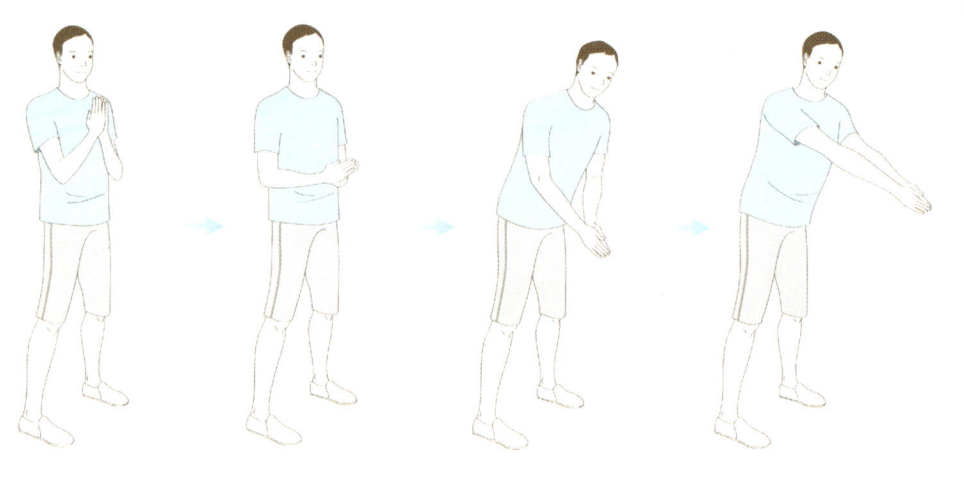

천지인 숨쉬기 세부 동작

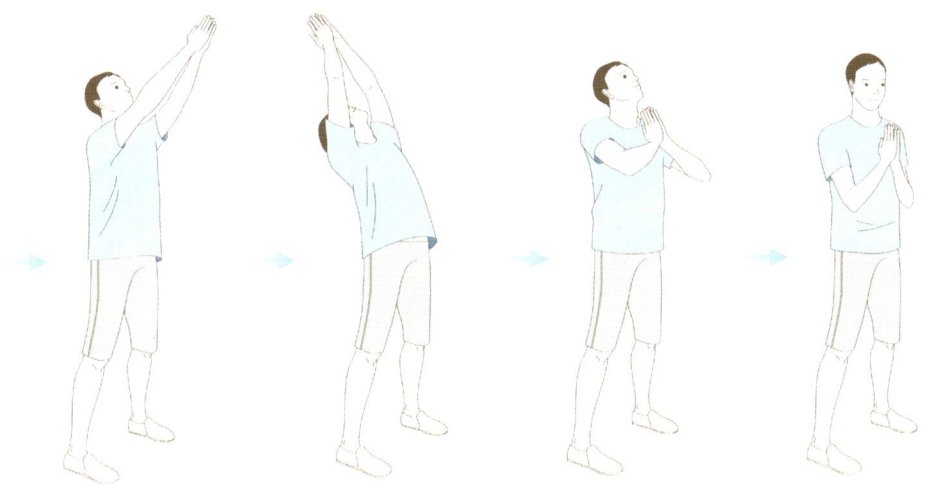

1. 온몸털기를 마친 상태에서 양손을 가슴 앞에 모은다.

2. 양손바닥을 붙인 채로 팔을 아래로 뻗어 내리다가 위쪽으로 원을 그리듯이 쭉 올린다.

3. 상체를 뒤로 살짝 젖혀 팔로 원을 크게 그리면서 다시 가슴 앞으로 돌아온다.

4. 팔 동작과 함께 천천히 숨을 고른다. 세 번 반복하고 마친다.

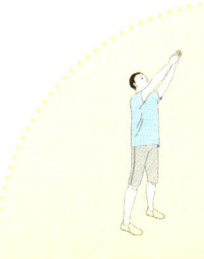

생명으로서의 우리 몸은 조화와 균형의 원리 속에 있다.
조화의 원리에 따른 것이 자연치유력이고,
균형의 원리에 따른 것이 면역력이다.
자연치유력과 면역력은 회복하고 되살리는 것이지
본래 상태 이상으로 끌어올릴 수는 없다.

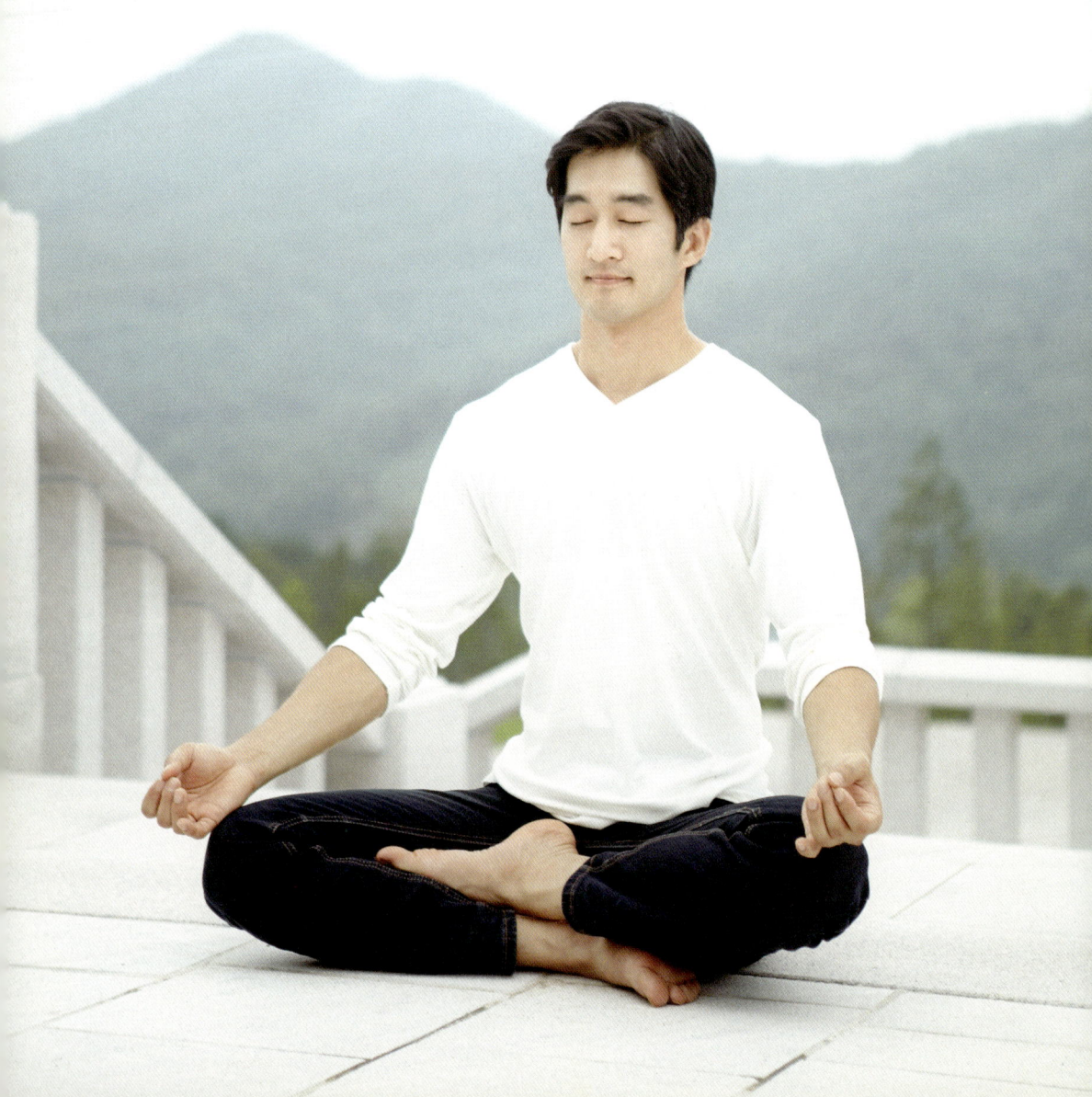

3
자연면역, 자연치유

스트레스의 반대말은 웃음

스트레스가 만병의 근원이라면 웃음은 만병통치약이다. 과장된 표현이긴 하지만 틀린 말은 아니다. 모든 병의 발병과 치유가 면역력에 달렸는데, 스트레스는 면역력을 떨어뜨리고 웃음은 면역력을 올리는 작용을 하니 그렇게 말할 이유는 충분하다.

웃음이 우리를 더 건강하고 행복하게 만든다는 사실을 입증하는 연구 보고는 헤아리기 어려울 만큼 많다. 웃을 때 우리 몸에서 얼마나 역동적인 변화가 일어나는지 살펴보자.

- 면역체계를 활성화하는 물질이 증가하고, 면역시스템의 리더인 백혈구의 활동이 활발해진다.
- 편안한 웃음은 부교감신경을 활성화한다.
- 뇌를 활성화하고 베타엔돌핀의 분비를 촉진하여 통증이 줄고 기분이 좋아진다.
- 5분 웃으면 3시간 스트레칭한 효과가 있다.
- 15초간의 박장대소는 100미터 달리기를 한 것과 같다.
- 크게 웃을 때 몸의 650여 개 근육 중 230여 개가 움직인다. 배가 아플 정도의 큰 웃음은 위장, 심장을 비롯해 내장을 운동시키는 효과가 있다.
- 고혈압이나 스트레스성 질병이 호전 반응을 나타낸다.

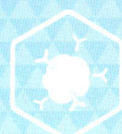

- 혈액순환이 잘 되고 혈압이 안정된다.
- 혈액에 더 많은 산소를 공급한다.
- 스트레스 호르몬인 코르티솔 분비량이 줄어든다.
- 심박수를 낮추고 스트레스를 완화한다.

웃음은 습관이다. 웃을 일이 얼마나 많은지보다는 얼마나 잘 웃는지가 웃음의 관건이다. 웃음이 몸에 미치는 영향은 우리가 짐작하는 것보다 훨씬 광범위하고 민감하다. 그저 웃는 표정을 짓는 것만으로도 면역세포의 활성이 올라갈 정도이다. 보톡스를 맞아서 찌푸리는 표정을 지을 수 없게 되면 우울증과 불안이 감소한다는 연구 보고도 있다.

웃음의 효과를 가장 적극적으로 얻는 방법은 웃음명상이다. 방법은 간단하다. 그냥 웃음을 터뜨리면 된다. 다소 어색하게 시작한 웃음도 '하하하' 소리를 내며 계속 웃다보면 진짜 웃음이 되고, 곧 배가 아프도록 웃을 수 있다. 온몸으로 웃는 웃음은 심신의 컨디션을 수직상승시킨다.

 웃을 수 있는 만큼 충분히 웃다가 차츰 웃음이 잦아들면 천천히 숨을 고른다. 눈을 감고 몸의 상태를 느껴본다. 따뜻한 아랫배, 활기차게 뛰는 심장, 시원한 머리, 개운한 기분을 느끼며 활발하게 움직이는 면역세포들을 상상해본다.

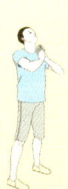

면역력과 자연치유력의 귀착점, 명상

 명상이 수행의 영역에서 일상의 영역으로 확장되어 들어올 수 있었던 데는 뇌과학의 영향이 크다. 영적인 말들의 아우라에 싸여 수행처에 머물던 명상이 과학의 언어를 입자, 대중이 귀를 기울이기 시작했다. 뇌과학의 발전과 함께 명상의 대중화는 인류가 앞으로 만들어갈 문명의 향방을 가를 만큼 크고 중요한 의미를 지닌다.

 인류문명과 개인의 건강은 별개의 사안이 아니다. 건강에 대한 인식과 건강을 관리하는 방식은 라이프 스타일과 통하고, 삶의 양식은 사회와 영향을 주고받으며 문화를 이룬다. 이렇게 보편성과 대표성을 획득한 문화는 곧 그 시대 문명의 척도가 된다.

 명상의 힘은 건강과 문명의 거리를 한순간에 관통하게 하는 데 있다. 그리고 그 힘을 체감하는 시작점은 몸이다. 생명으로서의 우리 몸은 조화와 균형의 원리 속에 있다. 조화의 원리에 따른 것이 자연치유력이고, 균형의 원리에 따른 것이 면역력이다. 자연치유력과 면역력은 회복하고 되살리는 것이지 본래 상태 이상으로 끌어올릴 수는 없다. 만약 근육처럼 계속 키우려고 하면 자연치유력과 면역력은 무너지고 말 것이다. 우리는 모두 조화와 균형의 원리 속에 있지만, 이를 유지하고 조절하는 감각은 몹시 무디다. 그 결과는 스트레스와 질병일 수밖에 없다. 그렇다면 조화와 균형을 되살리는 감각을 깨우는 것이 가장 핵심이고, 이것을 가능하게 하는 것이 명상이다. 면역력과 자연치유력에 관한 이야

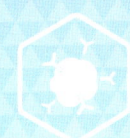

1. 바닥이나 의자에 편안하게 앉는다.
2. 손등을 무릎에 얹고, 허리를 편다.
3. 눈을 감고, 턱을 살짝 당긴다.
4. 코끝으로 숨이 들어오고 나가는 것을 느낀다.
5. 호흡과 함께 아랫배가 오르내리는 것을 느낀다.
   (복식호흡이 되지 않는 경우에는 별도의 훈련이 필요하다)
6. 척추가 바르게 선 상태에서 몸 전체가 이완된다.
7. 호흡에 집중한다. 잡념이 들 때는
   얼른 알아채고 다시 호흡에 집중한다.
8. 자신이 정한 시간만큼 하고, 심호흡으로 마무리한다.
9. 눈을 뜨고 양손을 비벼서 따뜻해진 손바닥으로 얼굴을 쓸어주고 마친다.

명상에는 단계가 있고 그에 따라 깊이가 다를 수 있으나, 명상에서 더 중요한 것은 시간의 총량이다. 한 번 하는 시간은 짧더라도 오랜 세월 꾸준히 함으로써 명상의 내공을 키울 수 있다.

기의 귀착점이 명상인 이유가 이것이다.

영화 '아바타'의 마지막 장면에서 주인공은 몸을 바꾸어 새로운 존재로 눈을 뜬다. 명상도 어쩌면 이와 같다. 눈을 감고 호흡과 함께 내 안에 있는 근원의 세계에 접속했다가 눈을 뜨는 순간, 이전의 나에서 좀더 조화롭고 균형 잡힌 존재로 변모한다. 명상을 하자. 자연치유력과 면역력의 증강을 위해, 그리고 앞으로 다가올 새로운 문명과 연결된 새로운 나의 탄생을 위해.

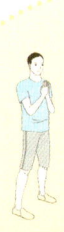

전 국민의 건강한 삶을 위해 이 책을 추천합니다

일지 면역증강 운동법 '솔라바디 체조'는
면역력을 높이고 자연치유력을 회복하는 운동으로,
매일 꾸준히 하면 몸과 마음이 놀랍도록 가볍고 상쾌해집니다.

강금순(납읍보건진료소 의사)　강성세(울산 강남비뇨기과 의사)　강주형(서울 하나로의원 가정의학과 의사)

공민지(믿음약국 약사)　금은정(상계 백병원 간호사)　김갑려(회화한의원 한의사)　김경수(열린사랑의원 의사)

김다해(브레인트레이닝상담센터 간호사)　김민규(한아의료재단 문치과병원 의사)　김민정(국립의료원 가정의학과 의사)

김보라(김천제일간호학원 간호사)　김석정(나주 온누리약국 약사)　김수진(전북대학교병원 간호사)

김승철(상록수약국 약사)　김연희(서울 아산병원 간호사)　김영숙(고려이비인후과 의사)　김용환(대학당한의원 한의사)

김은정(한국원자력 의학원 간호사)　김재훈(구미 강남병원 내과 의사)　김정범(세명대학교 한의과대학 한의사)

김정숙(고운치과의원 의사)　김지현(BHS 한서병원 가정의학과 의사)　김창남(카자흐스탄 한의사)

김천식(마포 종로약국 약사)　김혜성(한미르약국 약사)　김효정(브레인트레이닝상담센터 간호사)

김흥수(중원치과 의사)　남궁은하(대전 대덕구 보건소 간호사)　남월선(경주 나산초등학교 간호사)

노미순(전북대학교병원 간호조무사)　문은수(한아의료재단 문치과병원 의사)　문진숙(학교법인 가톨릭학원 법인사무처 간호사)

박근갑(고현치과의원 의사)　박근우(김천제일병원 의사)　박미영(100세약국 약사)　박민영(명인옵티마약국 약사)

박보라(한사랑치과의원 의사)　박선아(부천 미소요양병원 간호사)　박수영(새한빛약국 약사)

박용진(안산 세브란스치과의원 의사)　박준균(곡성사랑병원 영상의학과 의사)　박지연(사랑약국 약사)

박태응(박태응내과 의사)　박화실(아이엠 산후조리원 간호사)　성계순(삼부약국 약사)

소기윤(전북대학교병원 의사)　송원섭(약손한의원 한의사)　신소영(대전 성모병원 진단검사의학과 의사)

신영희(전북대학교병원 간호사)　신현준(전북대학교병원 의사)　안미혜(영광종합병원 간호사)

여수정(신약국 약사)　오강정혜(칠곡 중앙약국 약사)　오정수(건화치과의원 의사)

우병완(서울연합 항외과 의사)　원경숙(계명대학교 동산의료원 핵의학과 의사)　윤미나(온중한의원 한의사)

이경범(열린약국 약사)　이금희(간호사)　이미란(아름다운 온누리약국 약사)

이상민(한아의료재단 문치과병원 의사)　이선례(서울대학교병원 간호사)　이영진(거제 백병원 간호사)

이은명(대학약국 약사)　이점숙(충북도립노인전문병원 간호사)　이준행(한아의료재단 문치과병원 의사)

이진례(봉남보건지소 간호사)　이진희(갑을장유병원 소아청소년과 의사)　이참결(세명대학교 한의과대학 한의사)

이해인(모생한의원 한의사)　이효춘(상록수약국 약사)　임정해(부산 나라병원 간호사)

장명현(한사랑치과의원 의사)　장윤혁(경희생생한의원 한의사)　전은선(BR집중력의원 의사)

정다운(늘사랑치과의원 의사)　정병희(BR한의원 한의사)　정수라(간호사)　정용호(김천 정치과의원 의사)

정의자(장수약국 약사)　조경희(한길약국 약사)　조귀분(전주 한솔요양병원 간호사)

조우성(예사랑한의원 한의사)　주문정(경동 삼우 한약국 한의사)　채행숙(서울대학교 치과병원 간호사)

최나영(성지약국 약사)　최문정(우리안과의원 의사)　최복실(연세치과의원 의사)　최순금(열린약국 약사)

최유진(심안과의원 의사)　최은아(샘터약국 약사)　최정희(명성요양병원 의사)

하나현(브레인트레이닝상담센터 정신과 의사)　하현재(하이치과 의사)　한재혁(연세소아청소년과 의사)

한지혜(미래와 희망 산부인과 의사)　홍혜정(메디팜 송약국 약사)　황명옥(백제약국 약사)

황선미(울산광역시 중구보건소 간호사)　황지숙(건강한 치과의원 의사)

No.1 힐링명상 체인지TV

www.changetv.kr

체인지TV는 국내 최대 힐링명상 사이트로 1,500여 개의 체험형 콘텐츠를 제공한다. 대표 콘텐츠인 솔라바디 5·5·5운동법, 증상별 두뇌체조, 호흡의 정석 등 면역력과 자연치유력을 증진시키는 다양한 건강법을 소개한다.

이밖에 깨달음과 삶의 지혜를 담은 명사들의 초청 강연, 조화와 상생을 추구하는 마음을 기르기 위한 인성회복 교육, 창조성 계발을 위한 각종 코칭 프로그램이 있다. 체인지TV는 365일 24시간 방송되며 언제 어디서나 스마트폰으로 시청할 수 있다.

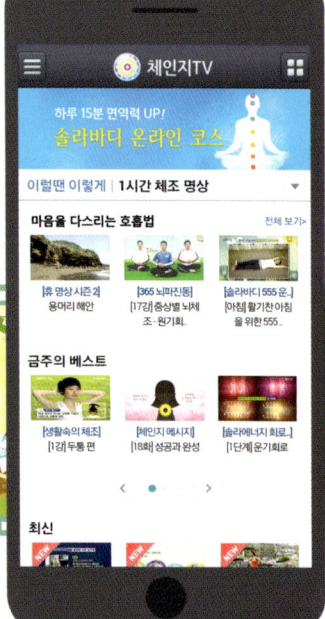

- 세계적인 자연치유 명상가 강연 실시간 생중계
- 언제 어디서나 스마트폰 모바일 서비스
- 365일 24시간 방송

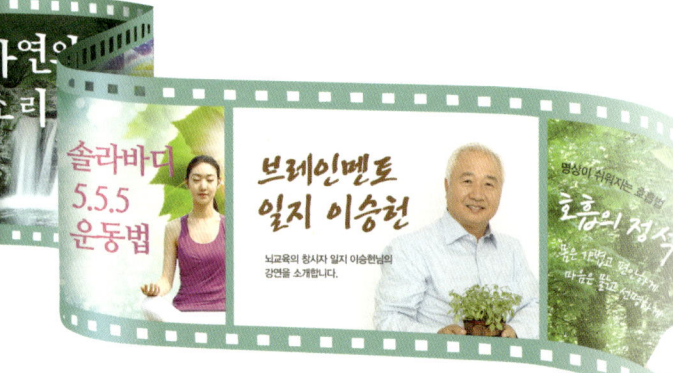

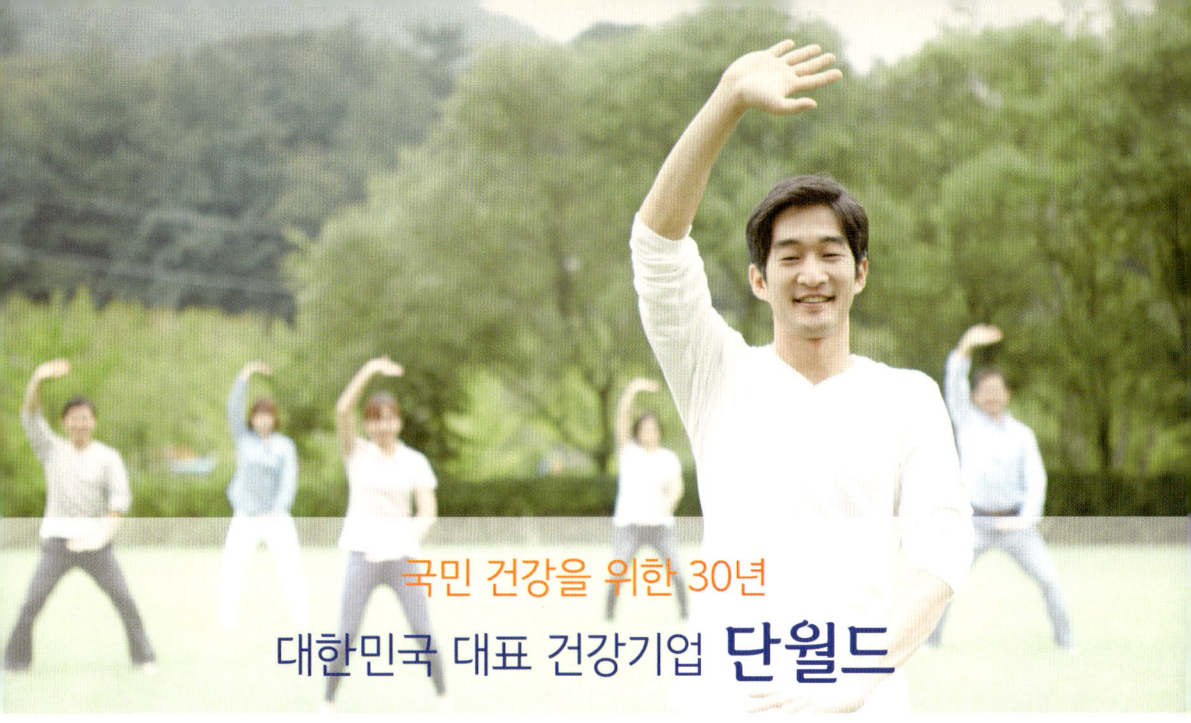

국민 건강을 위한 30년
대한민국 대표 건강기업 단월드

단월드는 지난 30년간 선도 수련에 뿌리를 둔 기체조와 호흡, 명상 등 한국식 심신건강법을 국내 250여 개 단센터를 비롯해 미국, 일본, 중국, 캐나다, 영국, 독일, 브라질 등 해외에 수출함으로써 한민족의 홍익철학과 우수한 정신문화를 세계에 널리 알리고 있다.

전 세계 100만 명이 그 효과를 체험한 단월드의 수련은 우리 몸의 감각을 깨우고, 자기조절 능력을 키우며, 면역력과 자연치유력을 증강시키는 탁월한 프로그램으로 과학적으로도 입증된 바 있다. 단월드는 개인의 건강과 사회의 안녕에 공헌한다는 설립이념에 따라 초창기부터 지금까지 단센터를 비롯해 공원, 노인대학, 군부대 등 전국 각지에서 무료 수련을 실시해 일반 시민들에게 쉽고도 효과적인 건강 노하우를 전하고 있다.

Invitation

'하루 한 시간, 무료 오픈 클래스에 초대합니다'

단월드 전국 각 센터에서는 '하루 한 시간 무료 오픈 클래스'를 운영합니다.
가까운 단월드 센터에 방문하시면 '솔라바디 체조'를 무료 체험할 수 있습니다.
센터 문의 : 1577-1785 www.dahnworld.com '가까운 센터 찾기' 서비스 이용

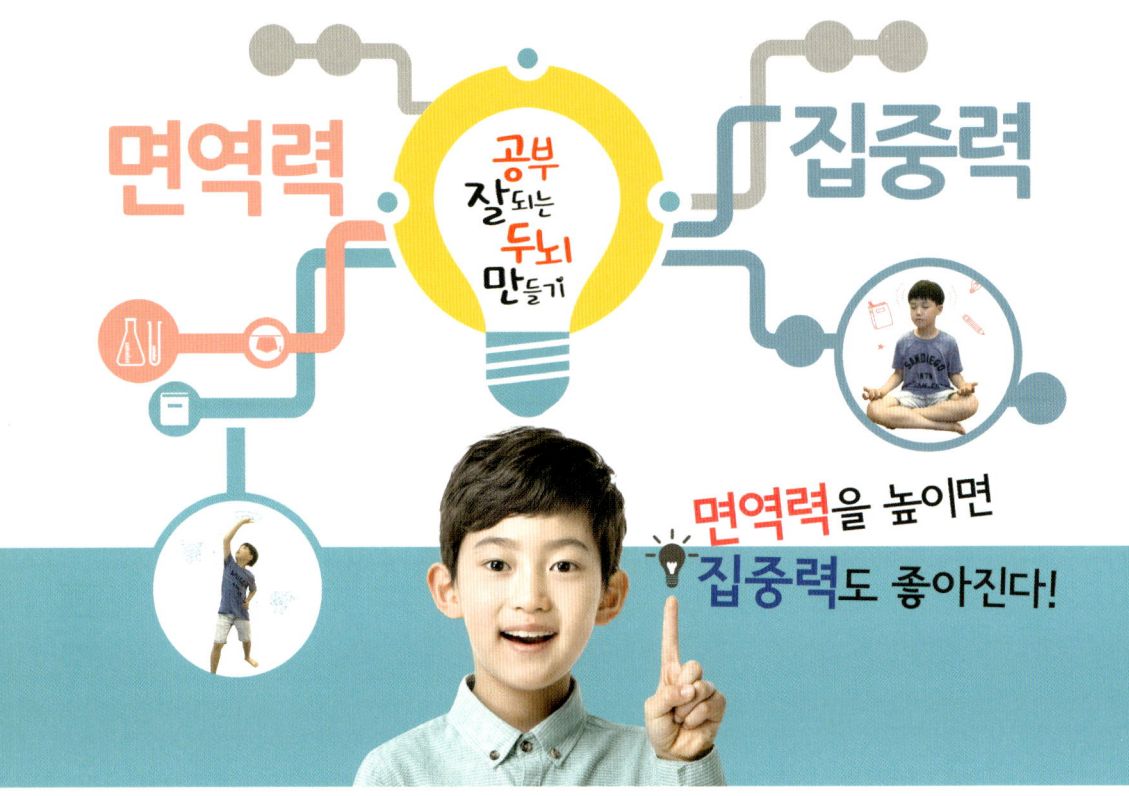

면역력과 집중력을 높이는
뇌교육 학부모 특강에 초대합니다
'공부 잘되는 두뇌 만들기'

2시간 동안 책상 앞에 앉아 있는 아이를 보면서 안심하시나요?

30분을 공부해도 집중해서 하는 것이 중요합니다.

BR뇌교육이 공개하는 브레인 코칭 16년의 노하우를 꼭 만나보세요!

• 특강 문의 : 1544-9700 (참가자에게 뇌파검사 할인권을 드립니다)

BR 뇌교육 | 자신감, 집중력, 정서조절, 학습코칭, 부모교육
아동 청소년 두뇌코칭 전문
1544-9700
www.brainedu.com